毒理学报告撰写指南

Presenting Toxicology Results:

How to evaluate data and write reports

主编：〔法〕Gerhard J. Nohynek

主译：王宏涛　姜德建

译者：刘丽杰　孟红亚　邢兴宇　康　宁

北京科学技术出版社

Presenting Toxicology Results ,1st Edition / by Gerhard J. Nohynek
ISBN：978 - 0 - 7484 - 0476 - 6

著作权合同登记　　图字：01 - 2016 - 6445

图书在版编目（CIP）数据

毒理学报告撰写指南/（法）格哈德・J. 诺希内克（Gerhard J. Nohynek）主编；
王宏涛，姜德建主译. —北京：北京科学技术出版社，2017. 1
　ISBN 978 - 7 - 5304 - 8557 - 6

　Ⅰ. ①毒… 　Ⅱ. ①格… ②王… ③姜… 　Ⅲ. ①毒理学 – 研究报告 – 编写 – 指南
Ⅳ. ①R99 – 62

中国版本图书馆 CIP 数据核字（2016）第 266932 号

毒理学报告撰写指南

主　　编：〔法〕Gerhard J. Nohynek
主　　译：王宏涛　姜德建
责任编辑：于庆兰
责任印制：李　茗
封面设计：永诚天地
出 版 人：曾庆宇
出版发行：北京科学技术出版社
社　　址：北京西直门南大街 16 号
邮政编码：100035
电话传真：0086 - 10 - 66135495（总编室）
　　　　　0086 - 10 - 66113227（发行部）0086 - 10 - 66161952（发行部传真）
电子信箱：bjkj@ bjkjpress. com
网　　址：www. bkydw. cn
经　　销：新华书店
印　　刷：三河市国新印装有限公司
开　　本：700mm × 1000mm　1/16
字　　数：152 千字
印　　张：9
版　　次：2017 年 1 月第 1 版
印　　次：2017 年 1 月第 1 次印刷
ISBN 978 - 7 - 5304 - 8557 - 6/R・2201

定　　价：80.00 元

原书撰稿人

Robert L. Clark

Associate Director of Toxicology, Head of Reproductive Toxicology,

Rhône – Poulenc Rorer Research and Development,

500 Arcola Road, PO Box 1200, Collegeville, PA 19426 – 0107, USA

G. Copping

Director of Operations, Drug Safety Department, Rhône – Poulenc Rorer,

Centre de Recherche de Vitry – Alfortville, 13 Quai Jules Guesde BP 14

F – 94403 Vitry sur Seine Cedex, France

S. Gosselin

Director of Toxicology, ITR Laboratories Canada Inc.,

19601 Boulevard Clark Graham, Baie d'Urfé, Montreal, Quebec, Canada

T. Hodge

Senior Pathologist, Acting Director of Pathology,

Drug Safety Department, Rhône – Poulenc Rorer,

Centre de Recherche de Vitry – Alfortville, 13 Quai Jules Guesde BP 14

F – 94403 Vity sur Seine Cedex, France

W. Kluwe

Director Drug Safety Department, Pfizer Central Research, Eastern Point Road,

Groton, CT 06340, USA

A. Lodola

Director of Toxicology, Pfizer Centre de Recherche,
Laboratoires Pfizer, BP 159 – 137401, *Amboise Cedex, France*

G. J. Nohynek

Principal Toxicologist, L' Oreal, Centre Charles Zviak, 90 rue du General Roguet,
F – 92583 Clichy Cedex, France

R. J. Szot

Consultant in Toxicology, 2 Rolling Lane, Flemington, NJ 08822, USA
Monique Y. Wells
Senior Pathologist, Drug Safety Department, Rhône – Poulenc Rorer,
13 Quai Jules Guesde , BP F – 94403 Vitry sur Seine Cedex , France

D. Young

Scientific Writer, 66 Avenue de Generale de Gaulle, F – 17690 Angoulines sur mer,
France

中文版序言

　　药物毒理学是研究药物对生物体引起的毒性和作用机制的一门科学,它主要包括药物临床前安全性评价和临床安全性评价。药物临床前安全性评价是新药研发过程中重要的一环,其结果是药物能否被批准进入临床研究的关键依据。如何客观和全面地分析药物安全性试验的结果,撰写高质量的总结报告是药物毒理学研究和安全性评价试验成败的关键。自 2003 年起实行临床前药物试验管理规范(GLP)以来,我国的药物安全性评价机构发展迅猛,到 2016 年初通过 CFDA GLP认证的机构有 60 余家,但少数研究人员专业基础知识和经验相对不足,导致毒理学报告的质量良莠不齐。近年来,我国部分药物安全性评价机构承担的新药临床前安全性评价项目及在国内外同时进行注册申报的项目越来越多,这对研究者撰写英文报告能力的要求进一步提高。目前,国内尚无一本专门针对如何撰写毒理学报告的参考书。

　　《毒理学报告撰写指南》(Presenting Toxicology Results: How to evaluate data and write reports)的英文原版是一本经典的有关毒理学研究报告撰写的参考书。本书介绍了基础的专业术语和报告主要章节的撰写,最后详解示例,具有很强的可读性。本书的出版既填补了国内无相关参考书的缺憾,也是毒理学研究者,特别是新入门项目负责人工作中的宝贵参考资料。

　　希望能给广大从事药物毒理学研究的工作者带来帮助。

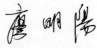

军事医学科学院毒物药物所　研究员

中国毒理学会药物毒理学与安全性评价专业委员会　主任委员

序 言

　　针对日益增多的化学品、农药、食品和药品的安全监管需求,业界的实验室每年进行并完成成千上万的毒理学研究。如果将毒理实验室看作一个产出单位,那么毒理学报告就是其最终产品。最终用户就是报告的审阅人,审阅人通过报告来判断受试物的安全性。审阅者也许是一位管理人员,也许是临床研究人员、撰写毒理/药理学报告的专家或者律师(代表原告对怀疑产生不良反应的化合物生产商提起诉讼)。审阅者不可能做到完全客观,其对于受试物安全性的评价不仅仅只基于毒理学报告的结果。报告的质量及其可读性和表达方式也会使审阅者得出不同的结论。

　　因此,最重要的是毒理研究结果及其解读应该易于理解。然而,撰写毒理学报告对作者的沟通技巧是个巨大的挑战。毒理学研究结果包含大量的数据和诊断结论,如何撰写报告并进行讨论是一项艰巨的任务,需要综合多学科知识对复杂的结果进行认真诠释。即便这样,毒理学家也必须保证报告简洁而准确,并且根据试验数据的有力支撑得出结论。

　　英语已经成为毒理安全性评价报告的标准语言。对母语非英语的毒理学家来说,英语不是第一工作语言,而且在科技英语写作上也没有接受过正规训练,如何精准和全面运用科技英语是另一个障碍。

　　为此,我们编写了本指南,专门用于指导如何撰写毒理试验结果的评价、报告和讨论。

　　我们努力使本指南简单实用,其中列举了大量的实例。所有列举的实例都是来源于真实的毒理学报告,它们或来自制药企业,或来自合同毒理实验室,都是母语为英语的作者所撰写。但是,考虑到原始数据的保密性和知识产权,我们改动了受试物的名称、作用和治疗学分类。请注意,选择实例的唯一标准不是平实简洁而是清晰明确。另外,在指南的第10章和第11章,我们编写了两个毒理学报告,这两个报告是虚构的,并不是描述已知在研化合物的毒性。

本指南仅涵盖了毒理学研究领域的一部分,参与的作者都来自制药业,所有实例都是针对药物的毒理学评价,并未涉及化学品、农药或食品添加剂。但是,化学品、食品添加剂与药物的研究在法规层面是类似的,评价和报告也都存在类似问题。此外,受范围的限制,许多毒性评价,如生态毒理学、遗传毒性、免疫毒理学和探索性的毒理学研究,本书并未涉及。

编写本指南主要目的是帮助科学家提高报告撰写水平,并提出了毒理学研究结果报告和讨论的框架。需要强调的是,本指南不是毒理学报告撰写的标准操作规程,而是使用标准化的词汇或结构去撰写报告。熟悉毒理学研究的人都知道,每项研究都是独一无二的,它可能需要根据研究方法和结果调整报告的结构、形式或内容——很显然,细心的读者会发现,本指南中每个章节给出例子的格式与相应章节的建议并不完全一致。

最后,我们真诚地希望读者们给我们提出宝贵意见或建议,让本指南更全面、更完整、更具可读性。

Gerhard J. Nohynek

Alfortville, 29 March 1996

前　言

W. KLUWE,

Pfizer Central Research, *Drug Safety Department*, *Groton*, *USA*

Science is organized knowledge.

Herbert Spencer, 1861

Language is the dress of thought.

Samuel Johnson, 1759

　　如何更好地介绍一本构思和撰写技术报告的书,而不是引用随时间流逝的智慧哲人的思想? 知识如果没有传播或保留的价值,那除了对首创者外,对其他人几乎毫无意义,Spencer 提醒我们,知识只有获得普遍认可时才能推动科学的发展。同样,Johnson 说,我们的思想和见解只有被翻译成共同的语言才能够交流。

　　沟通能力是区分是否具有生命活力的关键。从单个细胞间的基本联系到具有视觉、声音、嗅觉和触觉复杂感知系统的高级物种,他们接收的信息和发出的信息承载着更贴近的相似度,因而良好的交流可以描绘出不同寻常的情境。消息的接收或吸收、感知过频,会因为交流过程中信息不被认可而影响信息的清晰度,从而偏离信息本意。由此引发的推测是毒理学报告中出现的最可怕的风险。在撰写毒理学报告和对已有信息进行评估时,由于沟通不畅,问题此起彼伏。

　　这是一本关于如何交流沟通的书,是一本指导科学家如何用技术性很强的生物信息,以一种清楚无误的方式在交流过程中面对挑战的书。这对既要采用非母语又要把握文化细微差别和当代术语的写作者来说,的确是一项艰巨的任务。尤其还要保证那些没接受过文学教育和系统科学训练的读者能以一种连贯的方式理解作者的本意。当然,这对日常交流并不使用英语但要用英语撰写报告的作者挑战更大。技术报告需要以一种易于大众理解的方式陈述事实。

包括毒物学报告在内，被广泛接受用于科学信息交流的语言是英语。在许多使用英语的国家，标准英语中方言、口语、俚语、行话和术语有的受欢迎有的被淘汰——总而言之，更有活力的语言已经被人们有意识地运用于科学交流。然而，从实验中获得的知识和衍生出的结论，以及向临床药物使用安全的外推，不仅只是尽可能使用英语表达，而是应该广泛熟练地表达。

正如本书中所写到的，最好的毒理学结果交流办法是先组织数据和思路，然后列出重点，最后写出条理清晰、易于理解、格式和形式连贯一致的报告。应该认识到撰写毒理学报告之前的研究存在长期的时间过程，作者得出结论必须非常慎重，因为以前的结论也许会被随后的研究取代。因此，报告撰写者应该先端正心态，再准备开始工作。

在本书第 2 至第 8 章有一部分关于报告撰写者如何组织毒理学报告主要章节的总体建议，包括格式、定义和指导如何呈现数据和支持作者观点的更多主观发现。这部分对于管理毒理学报告的建议和对于报告的读者有同样有价值，例如来自审评机构、政府代表甚至来自作者单位的其他管理者。第 1 章（"基础生物医学英语"）就正确使用术语提出了具体和非常有益的讨论，这对以英语为母语的读者也会有很好的帮助。第 9 章有关生殖和发育毒理学研究特定类型信息，其中包括了完整的数据呈现格式和术语定义。最后，第 10、第 11 章是完整研究报告的例子，作者举例说明不同的数据如何形成连贯的报告。

现在，继续我们的任务：毒理学报告的撰写。

致　谢

　　本书是来自多个不同毒理实验室的毒理学家和病理学家的典范性合作，他们分别来自法国、加拿大、美国和英国。感谢他们的付出和努力。

　　特别感谢 Denise Munday 的审稿和她敏锐及富有经验的建议。负责最终审稿的是 Françoise Roquet、William Kluwe 和 Peter MacAnulty，他们宝贵的建议和意见非常值得赞扬。我特别感谢 Peter 对'reduction'的澄清，这个术语被我(和本书的其他作者)已经滥用了很多年。特别感谢本书的撰稿人、我的同事和家人的宽容和幽默，在合作期间他们忍受我的不满和坏脾气。十分感谢 Graham Copping 和 Monique Wells，当我准备退出时给了我极大地鼓励。最后，我要感谢我的儿子 Florian 的支持，他提出了很多建议(尽管因为不能被全部采纳令他有点失望)并贡献出了他的个人电脑(尽管很有限)。

目　录

第 1 章

基础生物医学英语

DAVID YOUNG

F-17690 Angoulines sur mer，France

1.1 简介

用任何语言撰写毒理学报告都是困难的事，因为它需要你把数周甚至数月的工作压缩成几千个精心挑选的词语。

对母语非英语的科学家来说，撰写英文报告的确存在障碍和挑战。然而，我检查了大约五千篇文稿的语法和连贯性之后，得出结论，语法和词汇是科学论文撰写的次要问题。基础英语语法很简单，在任何语言中，科学论文是最简单的形式之一，其词汇为 10 岁孩子的词汇，不需要成语、比喻等修辞用语。

从语法的角度看，用英语写科学报告需要时态、比较级和条件从句（would、will、should 等）的知识和几百个单词的非技术性词汇，也要注意一个词可能与你的母语拼写相同，但是在英语中却含义不同。

用英文写作的科学家都会阅读英文期刊，因而都具备基本的语言知识。那为什么还有许多科学家还在连贯性和可理解性方面出现问题呢？很显然，大部分科学家的问题是接受书面写作训练太少，写作之前思想准备不足，要么缺乏自信，要么过于自信。

写外语报告时，使用含糊的词语试图掩盖含糊的想法是个误区。审稿人和编辑对不准确和不连贯的文字表达非常敏感，因此 Ernest Groves 先生说过："显而易见，使用草率和毫无意义的词汇表达出的是草率而无意义的想法。"数据比语言更具有说服力，不需要用大量条件句去掩饰你的想法或试图写成文学艺术作品。

1.2　误区

某些误解阻碍了科技英语的简单化。一个是美式英语和英式英语根本不同。事实上,真正唯一的不同在于形式好坏,好的形式会避免使用让读者分心的词语,以便读者更容易理解。另一个是,英语比其他语言更适合科学写作。这种说法与80年前盛行的德语和中世纪的拉丁语类似,唯一明显的区别是英文论文比法语或德语的短约10%。其实,用法语或其他语言撰写的一篇好的论文就像一篇好的英语论文一样,也可以清晰、简洁并令人愉快地阅读。

今天,在毒理学领域所有重要的期刊都是用英文撰写的。英语已成为标准语言,例如,一个主要聘用说德语或法语的人的瑞士毒理学实验室,撰写德语或法语报告会收取额外费用。

1.3　简洁、清晰和连贯性

先用自己的语言写,然后翻译成英文,这种方式看似最好,但只会产生最糟糕的句子。更好的办法是直接用英语理出思路,然后写出来。以下是我碰到的一些思路不连贯的例子:

·"The problem of HIV-6 pathogenicity in NHL is a few arguments in consideration of this hypothesis, which is in agreement with results of previous studies."

·"Extend experience and blood sampling should be incurred in this falling down blood flow."

·"Only hair loss is spreading with no lethal cumulative effects."

建议一句话表达一个结果或想法,用词尽可能少。但是,如果导致意思不完整,就不要缩减了。尤其在描述新方法时更是如此。在这种情况下,如果是你认为需要的单词,不要担心使用过量;你也可以请你的同事帮你梳理一下。

科学报告必须始终连贯,不能自相矛盾。这意味着对取样时间、动物数量、临床体征的发生率等要进行核实,在材料、方法及结果或讨论部分中保证一致。毒理学家不能依赖质量保证部门去纠正错误和矛盾。连贯性也意味着紧扣主题。这是必须的! 例如,如果实验是比较眼毒性,那么几乎不应该提及其他器官。

1.4　内部审查

即使在科学写作方面经验丰富的科学家,也很少能清晰有条理地表达自己的思想。所有毒理学报告提交之前,最好由不直接参与这项研究的审阅者检查一下。这个审阅者只需要少量的科学知识,最好不是毒理学家或病理学家。报告草稿发出之前应该有一个会议,参加人员包括所有参与研究人员(毒理学家、临床病理学家、药代动力学家、病理学家、统计学家等),他们都应阅读完整报告,应逐句去除草稿中含糊、不清晰和有歧义的用词。令人惊讶的是,即便是第一眼看近乎完美的报告也存在很多矛盾的地方。

1.5　说出你的想法

只说你确定的内容。如果你不确定结果如何解释就不要说。如果在结果中有重大差异,你最好说"这些差异的原因尚不清楚"。使用条件句要慎重——would、could、may、should、might 和 can 的含义是不同的! 如果从充足的实验中获得了可靠的数据,该研究会被监管者接受。总之,最好的方式是——不要猜测。

1.6　科学报告的结构

1.6.1　引入主题

这相对容易。以一两句话开始,讲清楚研究目的。列出以前的研究,为你的实验提供合理性依据。避免将结果放到引言的最后。大多数人会厌烦在摘要、结果和讨论中反复述说研究结果,更不要说图表了。同时,应在引言和讨论中避免提到同样的信息。

1.6.2　材料和方法的描述

这是每份报告中最简单的部分。每个实验室都有这部分的标准模板,大家可能经常在以前研究材料和方法的基础上改动一下就可以了。

记住,这部分应采用一般过去时("We did this..." "The drug was adminis-

tered. . ."）。有种情况例外,就是描述别人方法的时候,常使用现在时和被动语态:
"The catheter is introduced into the jugular vein. . ."。你可以在被动("the drug was
given. . ."）和主动语态("we gave the drug. . ."）之间选择。一般最好使用被动语
态,但那些母语非英语的人会觉得使用第一人称更容易 ("We incubated the
cells. . ."）。

记住,材料和方法没有固定的格式,但你必须清楚完整地说明实验材料和条
件,以便以后重复实验。参考文献可能是必要的,但其应该仅用于支持你的方法。
最后,检查剔除报告中不恰当的术语和赘语,例如"killed by decapitation"（单独使
用"decapitated",大多数读者也会明白是动物死亡）。

1.6.3　结果的报告

在结果部分需避免重复描述采用的方法及为何采用。当审阅者看了摘要、引
言、材料和方法,最后到结果,最想知道的就是发生了什么! 也许在某些特殊情况
下,有理由进行一些重复,但是通常情况下,这样的表述 "10 of the 20 animals died 2
days after acute dosing with PP A1101, 50mg/kg" 就足够了,而不是表述成"We ad-
ministered PP A1101, 50 mg/kg, to 20 animals via the indwelling catheter after an o-
vernight fast and found that 10 died after 2 days"。细心的读者认为方法学合理,他们
就会接受这个结果。此外,增加不同结果间的阅读时间,会影响报告的流畅性、连
贯性和影响力。

所有的结果撰写都必须用一般过去时("5-HIAA levels increased. . ."）,这表明
你谦虚地认为自己的结果也许不可重现,但至少这是你所观察到的。不要用这类
短语开头,例如"We observed that 10 animals died. . ."；而是只陈述你观察到的,"10
animals died. . ."。需要注意的是英语读者在了解*如何发生*或*在哪发生*之前总是
想知道*已经发生了什么*。例如:"10 animals died after acute dosing with PP A1101"
而不是"After acute dosing with PP A1101, 10 animals died"。〔另外需注意的是,第
二种句式结构需要更多逗号(,),但我们应尽量少使用逗号。〕

1.6.4　讨论

对结果的讨论不需要遵循固定模式。唯一的准则是,你必须用一个或两个结论
性的句子结尾(而不是一个或两个段落……）。切记要紧扣主题,讨论不是一般性的
综述。根据我的经验,在毒理学报告中好的讨论可能需要占用结果一半的篇幅。

请记住,科学研究的基础是观察。如果你可以肯定你的发现,而且有充分的证据支持并解释它,你会发现撰写讨论时你对结果的解释就升华了。

不要因为方法学可能会削弱结果的准确性或相关性就试图掩盖它的缺点,因为从长期来看,它总会暴露出来。记住,科研工作者如果面对批评过分地为其数据辩护就会被质疑。如果你的报告结果合理,叙述清楚,并给出了解释,就让别人自行判断吧。

避免每一句都以"In addition""Moreover""However""Yet"等开始。讨论部分正确的结构应该是,每句话都应该能自然地引出下一句的意思。最好使用像"suggest"或"indicate"而不是"demonstrate"和"prove"这类词。不要使用不必要的词语,如"unequivocal demonstration""absolutely clear"等,因为这样不仅不能说服读者,反倒会引起质疑。

1.6.5　摘要／概要

摘要连同报告整体提交,它会决定审阅者对你研究工作的最初印象。事实上,部分审评者经常只阅读这一部分。因此,摘要必须是完美的!

一般来说,报告主体部分完成后最好就撰写摘要,通常采用报告中材料和方法的关键语句,可以简单地摘录材料方法("We tested the effects of PP 76543 on renal histology in rats")、结果("PP 76543 induced marked histologic lesions in a dose-dependent manner")和讨论／结论("We conclude that PP 76543 damages the rat kidney")中的关键语句。为保持前后一致,摘要的结论部分应当是核心报告结论的概述。

1.7　时态

英语过去时态有两种形式:一般过去时和现在完成时。关键是要知道这些时态的不同用法。

简单地说,一般过去时(例如"showed")是描述在特定时间(已结束)发生的行为,如"in 1994""in our study"和"in the 1960s"。也可以使用"when"和"ago"这样的词("when we started this work…""penicillin was discovered 50 years ago")。

相反,现在完成时(例如"has shown")描述的是持续时间内的行为和状态(注意,是一个时间段,不是正在进行的动作)。例如"since 1994"和"for 10 years"。

对母语不是英语的人最难理解的是:其中的时间概念(已结束或正在进行的)往往是暗含的。例如,研究报告中描述的所有事件被理解为发生在特定时间内,即在实验的开始和结束之间(写报告不是研究工作的一部分)。这就解释了为什么撰写方法和结果只是用一般过去时("we did""we observed""this rose""that fell")。相反,提到另外一个团队工作的第一句话通常用现在完成时("Smith *et al.* have shown""It has been suggested that...")。"**previously**"和"**before**"通常不必使用现在完成时,这个时间段被理解为"研究开始以来"或"开展这个课题以来",而非已经结束。

用现在完成时引出主题后,就可以马上转入一般过去时。例如:"Smith *et al.* have reported that…(ref.), but they used mice not rats. In a more recent study, Jones found that…(ref.)"。

注意:在特定的句子中前后时态必须呼应:

· "Smith *et al. have found* that LPS *activates* neutrophils";

· "Smith *et al. found* that LPS *activated* neutrophils."

下面列举了科研报告中常用时态和情态动词的例句(单数/复数):

· **shows/show**(一般现在时)

· **showed/showed**(一般过去时)

· **has shown/have shown**(现在完成时)

· **had shown/had shown**(过去完成时)

· **will show/will show**(一般将来时)

· **would show/would show**(一般条件)

· **can show/can show**(=能够)

· **must show/must show**(=强制)

例1.1 说明英语中一般时态运用的简化虚拟报告

Title

PP 35824:A Mechanistic Study on the Relation Between D-fenfluramine-induced Appetite Suppression and Striatal Serotonin Levels in Rats.

Abstract

We treated rats with PP 35824 (D-fenfluramine) and monitored changes in food consumption and striatal serotonin levels. We observed a fall in food consumption, which correlated with an increase in striatal serotonin levels. We conclude that PP 35824 suppresses appetite by increasing striatal serotonin levels.

Introduction

PP 35824 (D-fenfluramine or d-fen) suppresses appetite through an unknown mechanism. Jones *et al.* have reported that d-fen increases rat striatal serotonin (5-HT) levels (ref.), while Smith *et al.* have reported a reduction (ref). We investigated whether appetite suppression by PP 35824 is due to changes in striatal 5-HT levels.

Materials and Methods

We treated rats with PP 35824 and measured changes in food consumption. We measured striatal 5-HT levels by means of high-performance liquid chromatography.

Results

The fall in food consumption during PP 35824 treatment correlated with an increase in striatal 5-HT levels.

Discussion

We found that the fall in food consumption induced by PP 35824 correlated with an increase in striatal 5-HT levels. This increase in 5-HT levels confirms a report by Jones *et al.* (ref.), who used identical experimental conditions. In contrast, Smith *et al.* (ref.) reported/have reported a fall in striatal 5-HT levels, but they used far higher d-fen doses.

We conclude that PP 35824 suppresses appetite by increasing striatal serotonin levels.

1.8 拼写错误和其他印刷错误

1.8.1 一般原则

- 小数点(.):3.47 不是 3,47。
- 逗号(,)或空格隔开:200,000 或 200 000,而不是 200.000。
- 浓度应在化合物之前:1 毫摩尔每升 EDTA,5% FCS,2 g/L 青霉素。
- 在分号(;)或冒号(:)之前应没有空格,但是之后有;用比号分隔两个表示比率的数字时,两边均没有空格。

· 数字开头的句子通常用字母写数字(例如"Fifteen"),一些人认为用字母写 1~9 更简洁(在结果部分除外)。

· 写温度时,空格应该在数字和单位之间,例如"10 ℃",而不是"10° C"。

· 仅使用公制单位。

· 保持拼写的一致性,在文中不要英式和美式英语拼写混用。

· 注意,定性术语使用单数形式,如:体重增加(increase in body weight)。在 英语中不存在复数的"死亡率(mortalities)"。

1.8.2 常见的拼写错误和其他错误

下面是一些常见的拼写错误和其他错误,盖住右侧一栏,试着找出左侧栏的错误:

Incorrect	Correct
adress	address
accomodation	accommodation
additionnal	additional
concommittant	concomitant
conditionning	conditioning
developped	developed
occured	occurred
administrated	administered
approximatively	approximately
centrifugated	centrifuged
denaturated	denatured
determinated	determined
antibiotherapy	antibiotic therapy
comparaison	comparison
correspondance	correspondence
deshydrogenase	dehydrogenase
(the) diagnostic	(the) diagnosis
differenciation	differentiation
exemple	example
existance	existence

foetus	fetus
hormonotherapy	hormone therapy
hypertonia	hypertension
ophtalmic	ophthalmic
ophtalmology	ophthalmology
ophtalmoscospy	ophthalmoscopy
oxyde	oxide
physicochemical	chemicophysical
physiopathology	pathophysiology
(The) prognostic	(The) prognosis
radiotherapy	radiation therapy
reproductibility	reproducibility
responsable	responsible
restaure	restore
seperate	separate
signification/significature	significance
significative	significant
surrenal	adrenal
technic	technique
theoritically	theoretically
transfort	transfer
althought	although
lenght	length
naphtalene	naphthalene
strenght	strength
synthetized	synthesized
a serie	a series
evidences	evidence(invariable)
informations	information(invariable)
Material and Methods	Materials and Methods
proteins	protein
devoided of	devoid of
E. coli(genera/species)	*E. coli*/<u>E. coli</u>

ethical committee	ethics committee
students T test	Student's t test
follow up	follow-up
aknowledg(e)ments	acknowledg(e)ments
mn/min.	min
S^{35}	^{35}S
20.10^9	20×10^9
Polymerase Chain Reaction(PCR)	polymerase chain reaction(PCR)
a mAb	an mAb
biodisponibility	bioavailability
constituated, constituted of	composed(of), consisted of
encode for	code for/encode
ischemy	ischemia
Inversely,	Conversely,
produced lethality	was lethal/killed
repartition	distribution
transitory	transient
low/high quantity	small/large quantity
low/high volume/number	small/large volume/number
low/high correlation	weak/strong correlation
contribute in	contribute to
participate to	participate in

1.9 冗赘和不连贯

(见附录对这一部分的说明)

再次盖住右侧栏,找找正确的或简化的形式。目的不仅是帮助你避免同样的错误,同时也提高你的语言意识。

Wordy or incorrect	**Correct**
1 pediatric patient	child
2 treated by(aspirin)	treated with
3 20 ml of water were	20 ml of water was
4 a 3 ml volume of	3 ml of

5	LPS at a concentration of 10 mg/L	LPS at 10 mg/L *or* 10 mg/L LPS
6	X was significantly correlated with Y	X correlated with Y
7	X was significantly higher than $Y(P < 0.05)$	X was higher than $Y(P < 0.05)$
8	only PMA, not zymosan...	only PMA...
9	(heart, liver, kidney)	(heart, liver and kidney)
10	(heart, liver, kidney...)	(heart, liver, kidney, etc.)
11	X was obtained from Biolab and Y was purchased from Prolabo	X was from Biolab and Y was from Prolabo
12	LPS could not stimulate	LPS did not stimulate
13	was found to be higher	was higher
14	LPS was found able to activate	LPS activated
15	allowed to measure PCA	allowed us to measure PCA or allowed PCA to be measured
16	was able to cause, had the capacity to cause	caused
17	without any	with no
18	we did not observe any...	we observed no...
19	treated or not with PMA	treated and untreated with PMA
20	using or not/with or not	with or without
21	in the presence or not of	in the presence or absence of
22	both by KCl and NaCl	both by KCl and by NaCl
23	boty groups were similar	the two groups were similar
24	Among the 10 patients, three died	Three of the 10 patients died
25	for the analysis of	to analyze
26	protein determination was performed by	protein was determined by
27	reports demonstrating that	reports that
28	cells which had been stimulated with	cells stimulated with
29	one hypothesis could be	one hypothesis is
30	would seem to suggest	suggests
31	This case was treated...	This patient was treated...
32	healthy patients(!)	healthy controls/subjects
33	Higher compared to	hig compared with/higher than
34	human volunteers(!)	volunteers

35	cell concentration	cell density
36	dose-dependent(*in vitro*)	concentration-dependent
37	10 mM of NaCl	10 mM NaCl
38	between 15 to 29	between 15 and 29
39	from 15-29	from 15 to 29
40	a 3 years old boy	a 3-year-old boy
41	the first one	the first
42	frozen at -70 ℃	stored at -70 ℃
43	increase of/decrease of	increase in/decrease in
44	either 5-HT,5-HIAA or DA	5-HT,5-HIAA or DA
45	We cannot exclude that...	We cannot exclude(rule out) the possibility that...
46	the three other	the other three
47	within the normal range	normal

1.10　常见的误用和表达

（见附录对这一部分的说明）

	Misused	**Correct**
1	this test needs	this test requires
2	On the opposite	In contrast/On the contrary
3	Based on...	On the basis of...
4	proteins were precipitated	protein was precipitated
5	a potential risk	a risk
6	the unique/alone patient	the only patient
7	a man having AIDS	a man with AIDS
8	Statistics(subheading)	Statistical Analysis
9	a progressive rise	a gradual rise
10	mean 27(extremes 15 – 35)	mean 27(range 15 – 35)
11	a raise in	a rise in
12	an important increase	a large/marked increase
13	a change was appreciated	a change was noted/observed
14	Besides,	In addition,

15	all along	throughout
16	delay	period/time(delayed = late)
17	digestive(disease)	gastrointestinal
18	dramatic	marked, sharp, striking
19	germ	microorganism
20	occasioned	caused
21	liberation	release
22	localization/localize	location(site)/locate
23	period of time	period/time
24	(animals)presented...	(animals) had...
25	proof	evidence
26	prove	show, suggest, indicate
27	punctual	sporadic, isolated
28	sensible	sensitive
29	systematic(testing)	routine(testing)
30	urinary infection	urinary tract infection
31	hepatic/renal/cutaneous(lesions)	liver/kidney/skin(lesions)
32	cellular(metabolism)	cell(metabolism)
33	urinary(output)	urine(output)
34	We didn't observe	We did not observe
35	evolution	time-course, change, course, outcome
36	e. g.	= for example(*exempli gratia*)
37	i. e.	= that is, that is to say(*id est*)
38	efficiency	efficacy
39	implicate	involve
40	In effect	Indeed(or nothing)
41	index/marker	= quantitative/qualitative
42	to control	to test, check, verify
43	this test represents a useful tool	this test is a useful tool
44	different(varying) times, concentrations	various times, concentrations
45	the surface is 10 cm^2	the surface area is 10 cm^2
46	14 days treatment	14 days' treatment

47	1 days treatment	1 day's treatment

附录：说明

1.9　冗赘和不连贯

1　为什么不是"immature human creature"！

2　医生用药物治疗患者(A patient is treated *by* a doctor *with* a drug.)。

3　20 ml 是容积,因此在英语中使用单数形式。

4　3 ml 是容积;没必要强调这一事实。

5　见第 4 点。

6　科技英语中相关性被定义为有统计学意义,而显著差异也被假定为具有统计学意义的差异。

7　如果已经确定统计显著性的阈值是 $P < 0.05$(the threshold of significance is $P < 0.05$), **"significantly"** 就是多余的。

8　或者 "PMA but not zymosan"。

9　用逗号(,)分隔内容时,把"and"放到最末项之前(前面可能有或没有逗号)。

10　省略号在英语中很少使用(绝不是 **"etc"** 的意思)。注意句号(.)在 **"etc"** 之后。还要注意,在句子结束于 **"etc"** 时不需另加句号。

11　注意:区分赠予和购买很重要。另外,这里提出了科技英语的一个一般原则:如果你找到了一个恰当的词,可以重复使用。

12　**"Could"** 在这句话中的意思是推测,而读者想要的是观察结果。

13　不必要的词不要用,只说明发生了什么即可。

14　你添加了 LPS 并且 LPS 起了某种作用。"你"不要写在里边!

15　即使是对母语为英语的人来说,这也比较困难。完全可以避免使用 **"allow"** / **"permit"** ("We used *XX* to measure PCA")。

16、17、18　不予置评。

19、20、21　避免使用 **"or not"**。一般写成"Animals were treated with *X*""untreated animals served as controls"。

22　**"Both by Y and by X"** 或 **"by both Y and X"**,这不是很重要,但却更简洁。

23 这是英文作者常犯的错误。如果你做间接比较的话,使用" the two":
" The two animals had similar lesions",反之使用"Both animals died"。

24 这是结果描述中的常见错误。另一个例子是" In the control group,
3 of the 10 animals died",可简化为" Three of the 10 control animals
died"。避免句首以"*In*"和"*Among*"开始。

25 这是一般原则(" for the determination of" "for the treatment of",
etc.)。

26 常见的最冗长例句。尽量每个句子开头这样写:" Cell viability was
determined by..."(or " We determined cell viability by...")而不是
" For the determination of cell viability, we..."。

27 报告本身并不能证明什么。

28 不予置评。

29 不要使用假设条件句。注意,假设意味着一系列解释某一现象的事件。
"LPS might damage the brain"不是假设,而"One possible explanation is that LPS dam-
ages the brain…"或"We postulate that LPS damages the brain..."就有假设的意思。

30 建议不是声明观点,它的语气不重,不要使用条件句。如果你的证据不是
直接的,你可以用"suggest"这样表达:"These results suggest that LPS *might* activate
neutrophils"。

31 "被治疗"指的是人!

32 这是我的偏好!但每一个人都完全健康?避免使用"normal subjects",按
照这个研究的目的他们也许是正常的,但在其他研究中就是异常,最好用"healthy
controls"。

33 如果是"higher/increased compared to",那么它仅简写为"higher than"。

34 我从没见过哪个实验有动物志愿者!

35 "浓度(concentration)"是指溶液,"密度(density)"是指混悬液。

36 可以给动物或人一个剂量,但不能给培养的细胞。

37 molar(磨牙的)是一个形容词。

38、39 是连贯性问题。

40 不是"A boy of 3 years"或"a boy aged 3 years",而是"a 3-year-old boy"。
在这个词组里,"3-year-old"是"boy"的复合形容词。

41 "There are two possibilities:the first is that..."(有两种可能:第一种
是……)。

42 困难的是存储在 −70℃而不被冷冻。

43 不予置评。

44 "either"仅指不超过两种可能。

45 不予置评。

46 "the first three" "the best three",等等。

47 如果数值在正常范围内,即是正常的;这就是为什么我们使用正常范围……

1.10 常见的误用和表达

1 人用"need",物用"require"。虽然很少有人会批评这种混乱的用法,但是注意"require"和"necessitate"之间的区别("The patient required treatment";"the patient's condition necessitated treatment")。

2 当使用"On the contrary"和"In contrast"时要慎重,没有"On the opposite"这种表达方式。

· "Creatinine levels did not rise. On the contrary, they fell."

· "Creatinine levels rose. In contrast, urea levels fell."

3 这不重要,但是"Based on previous findings, we…"意味着"we"是"based on"。

4 除非说的是已确定蛋白的混合物,通常都用"protein"这个通用语而不要用"proteins"。

5 理论上说,风险就是潜在的,除非这个风险尚未被证实,可以加"potential"。

6 "Unique"这个词意味着唯一存在的例子,它很少使用,一般用"only"而不用"uniquely"。

7 不要使用"having",这个词有问题。

8 不予置评。

9 "Progressive"通常意味着"deteriorating"("progressive histological changes")。

10 不予置评。

11 在科技英语中"raise"总是被用作动词(与"increase"同义)。"a rise"的同义词是"an increase"。

12 在英语中"important"只有一个意思:"of considerable significance or consequence";不意味着"large"。

13 用最简单的词。

14 "besides"只用于口语。

15 "throughout"是一个非常有用的词:"throughout the colon";"throughout the study period"。

16 不予置评。

17 "digestive tract"是对的,但"digestive infection"就不对了。

18 "dramatic"太夸张了。

19 "germ"是个流行语,不应用于科学文章,可使用"fungus""bacterium""virus""parasite""pathogen""microorganism"或"organism"。请注意,"organism"的意思不是"body"。

20 在科学用语中"to occasion"太正式了。通常用"cause"或"induce"。

21 "liberation"有政治意味,如 Nelson Mandela was liberated。

22 "to localize"是指限制。一个"localized"肿瘤是指局限于特定位置。"to locate"(定位)是定位寻找。

23 不予置评。

24 患者可出现症状(present),之后,他会有或出现新的症状。动物不能用present。

25、26 慎重使用"prove"和"proof"这是完全不同的术语:proof 是明确的,不容质疑的证据,而 evidence 只是科学家获得的证据要素之一。

27 "punctual"是指"at the right time"(准时)。

28 "sensible"从来不用在科学英语中(a "sensible person"是指做决策的人)。

29 "systematic"很少用,意思是"in absolutely every case"。注意:"routine vaccination""routine screening"等的使用。

30 见第17条。

31、32、33 尽可能使用名词做形容词,英语的一般规则是使用最简单的词。

34 在正式文章中不要使用类似缩写(在大多数信件中可以)。

35 "evolution"多有达尔文进化论的含义。

36、37 这两个词被误用是非常错误的。不要用"etc",同样的短语还有"e.g.":他们都是多余的。

38 相对较小的能量输入,efficient 的发动机会产生一定量的做功,而 effective 的发动机驱动汽车与能量输入无关。

39 "to implicate"通常意思是归咎于。例如,"Trimethoprim has been implicated in skin reactions"。

40 "The train was supposed to leave at 8 pm. In effect, it left at 9 pm."你的意

思可能是"In fact..."。

41 "index"是指定量指标,如血肌酐水平是肾衰竭的一个指标。"marker"用来检测,而不能定量。

42 "control"通常是指控制什么,你的意思可能是检查或验证。注意,"control"也可用于质量控制的意思。

43 很简单,"represent"暗指事实或想象的事实的出现(the painting represents a spring scene,这幅画描述的是春天的景象)。

44 "different"不同于"various";"varying"的意思是"不稳定的"。"various"的意思是"几个"。"different times"是指不同于之前的时间,并不意味着"several times"(几次)。

45 "surface"是指粗糙或光滑的表面,如果你指的是面积(m^2)等,你必须使用"area"或"surface area"。

46、47 每当"of"这个词被省略,撇号是必需的,即 14 days' treatment 或 14 days of treatment。

(刘丽杰译,王宏涛校)

第 2 章

毒理学报告结构

G. J. NOHYNEK

Rhône-Poulenc Rorer，*Vitry sur Seine*，*France*

提供安全有效的产品是对药品、医疗器械、食品添加剂和化学品进行安全性评价的唯一目标。撰写毒理学报告的目的是向监管部门提供该产品上市销售的风险和收益方面的信息，以便其做出正确的决策。审查这些报告的人并不都是毒理学家和病理学家。他们可能不熟悉研究的方式、受试物的性质或不良反应的类型。因此，使毒理学研究的结果及其解读易于理解显得尤为重要。不易理解的报告或许会让审评者生气，生气的审评者是不可能得出有利于该实验室或者该受试物的结论的。

而结构条理好的报告会帮助审评者理解和接受作者对该受试物安全性的结论。下面讨论科研报告的结构。

2.1 IMRAD 结构

几乎所有的科学出版物和报告都采用 IMRAD 结构。"IMRAD" 是 Introduction（引言）、Methods（方法）、Results（结果）和 Discussion（讨论）/ Conclusion（结论）这几个单词首字母的缩写，是科学研究报告中最常见的组成部分。1972 年，这一结构首次被美国国家标准协会列为标准（美国国家标准协会，1979 a）。根据 IMRAD 指南，科研论文包括以下组成部分：

1　标题。
2　摘要/简介：概述本研究的主要内容。

3 引言：为什么要进行该项研究？——研究的目的是什么？

4 材料/方法：如何进行研究的？

5 结果：你发现了什么？

6 讨论：结果的意义是什么？

7 结论：根据对研究的描述得出了什么结论？

8 参考文献。

　　大多数毒物学家都同意毒理学报告应包含完整的引言、方法的适当描述、结果及其意义讨论的呈现，最后是总体结论。这些构成了毒理学报告的核心，因而应放在详细数据，即汇总表和数据表之前。报告的组织应该从核心信息开始，逐渐向细节展开。做到这些，撰写报告就简单了。

　　但是，结果的描述和讨论是一个更复杂的问题。大多数毒理学报告包括几个不同的部分，即在体观察和检测、毒代动力学数据、临床病理学数据和处死后评价数据，如尸体剖检、器官重量和组织病理学。这些部分包含大量结果、数值和诊断。其中只有少数的数据对研究的整体解释是必需的，绝大多数也许并不重要。而采用经典的 IMRAD 结构，包含所有相关和无关的毒理学研究数据，必然会形成一个篇幅很长（且不受欢迎）的结果讨论。因此，为提高对毒理学报告的适用性需要修改经典的 IMRAD 报告结构。下面的部分，提出了两个改进的 IMRAD 结构，每一个都有其优缺点，但也许都适用于毒理学报告的撰写。

2.2 改进的 IMRAD 结构

　　如果严格按照 IMRAD 结构，在总体讨论部分就需要讨论所有结果。而改进的 IMRAD 结构，在结果之后的总体讨论部分仅需要说明主要的研究发现。假性的或者不重要的结果只在每部分结果中讨论，这样避免总体讨论部分内容过多。在第 10 章中可以看到采用改进 IMRAD 结构的毒理学报告实例。

　　这种结构的优点是清晰。与 IMRAD 结构基本一致，可以将有意义结果进行分析讨论并提出不同部分的关联性。此外，这种结构可以避免将结果与其分析混在一起，这是审评专家最熟悉的结构。

　　这种结构的缺点是，对于篇幅较长的报告，审评者看到讨论部分时，也许已经忘记了前面的许多结果，因此，他们可能不得不在讨论和结果之间来回翻阅。此外，报告撰写者可能很难区分结果是否重要和有意义，或者由于假性结果大大增加了讨论部分的篇幅，或者有意义的结果被"隐藏"在结果部分。因而，克服这些缺点的唯一方法是清楚地表达结果和讨论(后面的章节将会说明)。

2.3 RDRD(结果—讨论—结果—讨论)结构

这种格式下,各部分的研究结果在相应的部分进行讨论。在体观察描述后紧跟着讨论,毒代动力学数据后是其讨论部分。使用 RDRD 结构的报告实例见第11 章。

RDRD 结构中,结果出现时可以根据他们的毒理学意义很快分析讨论,使结果的解释更容易。但是,不同部分结果的相关性分析却很困难,例如,在体观察和毒代动力学数据之间的关系,临床病理学改变与组织病理学改变之间的联系。最终,报告的结论部分变成了改良的 IMRAD 结构中的总体讨论部分。这部分的最后一段(或两段)才是报告的真正结论。

在 RDRD 结构中,结果与其解释之间的区分不很清晰。消除这种混乱的简单有效的方法是使用不同的字体,如用斜体字作为文本解释部分。这种视觉区分的方法大大帮助了审评者,而且被建议用于药物专家的报告(马修斯等,1994)。

无论选择何种报告结构,在实验室中对毒理学报告有贡献的所有部门应该共同讨论确定哪一种结构(或任何其他的)是最适合的格式。

(刘丽杰译,王宏涛校)

第 3 章

撰写报告摘要

G. J. NOHYNEK

Rhône-Poulenc Rorer, *Vitry sur Seine*, *France*

摘要是毒理学报告最重要的部分,所以我们在本书中单独讲解。假如摘要能清晰地反映研究结果的所有重要信息,许多审评者也许只需读它就可以了。另外,摘要本身可以直接单独被收录于数据库或文献摘要、专业数据摘要、新药物研究者手册或产品安全性摘要,所以,毒理学报告的摘要必须独立成篇。

报告摘要应被视为完整报告的微缩版。它应该为每个报告的主要部分提供一个概述——引言、方法、结果和讨论——而且应当用一两句结论性的语言结束。"好的概要/摘要可以使读者能够快速而准确地了解文章的基本内容,以及与他们研究方向的相关性,从而决定是否需要阅读整篇文章"(美国国家标准协会,Inc.,1979 b)。

3.1 摘要的引言

引言有一个场景。其中,作者必须介绍研究的目的,恰当地描述受试物和研究的起因,例如,"本研究是 ACAT 抑制剂 PP 27567 SD 大鼠重复给药毒性实验"。引言最好不应超过一句话,因此,应避免大量细节的描述。

3.2 摘要的材料和方法部分

摘要的材料和方法部分应该是研究设计的概述,包括研究的关键信息,如动物品系和数量、每组动物数量、剂量水平、给药途径方法和周期、血浆样本的取样间隔、实验及其恢复期时间。在标准的法规毒理学报告中,方法部分仅局限于这些关键参数的描述,尽量简短,避免不必要的细节。但是,任何非标准参数评价或罕见的研究特征必须描述。标准的 1 个月毒性研究报告摘要的材料和方法部分见例 3.1。

例 3.1　标准 1 个月毒性研究报告摘要的材料和方法部分

Groups of 10 male and 10 female rats received single daily oral doses of 20,60 or 200mg/kg PP 27567 for 28 to 31 days. Five additional animals per sex in the control and high-dose groups were kept for a subsequent 3-week recovery period. Four satellite groups of 5 animals/sex/dose were used for plasma drug determination on days 1 and 28, at 1, 3, 5 and 24 hours after administration. Control groups received the vehicle, Labrafil./ethanol (95/5%). The dosing volume was 20 ml/kg/day. Parameters evaluated in this study included in-life observations and measurements, interim (day 16), post-treatment and post-recovery clinical chemistry, urinalysis and hematology, and post-treatment and postrecovery organ weights, necropsy and histopathology.

　　每组雌、雄各 10 只大鼠,每日口服 20、60 或 200 mg/kg PP 27567 共 28 ~ 31 天。对照组和高剂量组每种性别多 5 只动物至 3 周恢复期。4 个卫星组,5 只动物/性别/剂量组,第 1 和 28 天检测给药后 1、3、5 和 24 小时的血浆药物浓度。对照组给予溶媒 Labrafil™/乙醇 (95/5%)。给药容积为 20 ml/(kg·d)。本研究评价指标包括体观察和测量,给药中期 (16 天)、给药后和恢复期临床化学、尿液检测、血液学和给药后及恢复期的器官重量、尸体剖检和组织病理学。

3.3　摘要的结果部分

　　在摘要中仅描述有生理/毒理学意义的结果。如有疑惑,描述其效应。一般情况下,结果应按剂量递减顺序描述,但这不是固定规则。首先应确定主要变化,然后给出每个发现和效应的剂量关系和无作用剂量水平。应报告结果相关剂量水平,如"给予 50 mg/kg PP 27567 给药组观察到的临床体征如下"。避免使用"高""中"或"低"此类剂量术语。报告变动结果应优先使用数据变化,如百分比等,"在 28 天的研究中,150 mg/(kg·d)组的体重增长低于对照组均值(雄: − 15%;雌: − 8%)。"〔Lower body weight gain was observed in the group receiving

23

150 mg/（kg·d），resulting in lower body weights（males：−15%；females：−8%）.〕然而,需要注意的是只有在样本量允许时才应使用百分比,否则毫无意义！

只在相关、意外或者变化出现在高和（或）中剂量水平而低剂量未出现的情况下,才提及阴性结果,例如,"PP 27567 未出现死亡或临床体征的剂量为 20 mg/（kg·d）"。如果在报告的结果/讨论部分,已讨论过与受试物无关,和讨论后排除与受试物相关的任何效应（包括死亡率）,不应在摘要中再描述。

按照以下顺序概述结果:
A. 单剂量（急性）和反复给药毒性研究
1 血浆药物分析数据。
2 死亡率。
3 临床观察。
4 体重和摄食量数据、其他在体观察/评价。
5 心电图、心血管指标、眼科检查（如适用）。
6 血液学、临床化学、尿液分析数据。
7 大体剖检、器官重量、组织病理学评价。
在结果的开头或结尾部分均可出现血浆药物数据。但是,由于全身暴露程度决定了不良反应的发生率和严重程度,所以,血浆药物浓度数据最好在开头出现。

B. 生殖毒性研究
1 血浆药物分析数据。
2 死亡率。
3 临床观察。
4 母体在体数据。
5 临床病理学检测（如适用）。
6 母体剖检观察。
7 母体器官重量。
8 组织病理学观察。
9 每窝数据。
10 胎仔观察。

3.4 摘要的讨论部分

毒理学研究报告摘要的讨论部分,涉及以下内容。这些内容存在于毒理学报告的各个部分,因此本书其余部分会多次提到。

1　什么是观察到的主要效应? 有受试物毒理学效应的靶器官吗? 本研究中的主要毒性标记物是什么? 哪个剂量水平下是有毒的,哪个是安全的? 有性别差异吗?

2　研究中观察到的多重效应之间有相关性吗?

3　所观察到的效应与前期研究和文献中描述的这类化合物的"类效应"一致吗? 该效应可归结为化合物的药理活性(放大的)吗? 观察到的效应与不同类型化合物的毒理效应相似吗?

4　有溶剂或方法学相关效应吗? 例如,给药方式或其他实验条件。化合物相关效应被溶媒剂效应加重了吗?

5　哪些化合物相关效应可认为是无生物学或毒理学意义? 为什么?

3.5　摘要的结论部分

当写摘要这一部分时,应始终围绕研究目的(见第4章,第4.6节)。结论应尽可能确定,无变化或与该化合物药理活性一致的剂量水平。应确定主要效应及其毒性靶器官。如果合适,毒理学效应可分为无毒、轻度、中度、严重的毒性等。一般来说,化学品、杀虫剂或食物添加剂的研究应努力确定"未见效应剂量(NOEL)""无效应剂量(NEL)"或"未见毒性反应剂量"(NOAEL)。一般来说,开发性的药物毒性研究应避免使用这些术语。考虑到在药物安全性实验中经常会看到药理作用及放大的药理作用,尤其当所有剂量水平的药理作用都很明显时,如果还用"无效应剂量"水平这个术语就不合适了。在生殖毒理学(如胚胎–胎仔毒性)研究中,应尽可能观察母体与胎仔毒性的关系,并确定胎仔或母体未观察到毒性的剂量水平。应明确是否存在胎仔毒性。

注意:在试验结论中,可推荐选择合适的剂量水平进行后续研究,如剂量探索试验,母体毒性试验和3个月(致癌性)预试验,但应注意慎重推荐具体剂量,因为新的试验数据可能会影响对之前的数据的评判,由此仅提出剂量建议。不过,应明确指出MTD(最大耐受剂量)。

例 3.2 单剂量毒性试验摘要

This study was performed to investigate the single-dose toxicity of PP 45678, an agonist of kappa opioid-receptors. Groups of 10 Sprague-Dawley rats (5/sex/dose) received single oral doses of 50,100 or 200 mg/kg PP 45678. Parameters evaluated included survival, clinical observations, body weight, food consumption and necropsy findings in surviving animals after a 14-day observation period.

Mortality was 4/5 and 3/5 at 200 mg/kg and 1/5 and 0/5 at 100 mg/kg in males and females, respectively. No mortality occurred at 50 mg/kg. Death occurred within 1 hour of compound administration and was preceded by dyspnea (100 and 200 mg/kg) and convulsions (200 mg/kg only). Clinical signs (prostration, dyspnea and ataxia) appeared approximately 30 minutes following treatment, lasted approximately 2 hours and were no longer observed after 3 hours. These signs occurred with dose-related severity in all animals at 100 and 200 mg/kg. A mild, transient reduction of motor activity was noted in the groups receiving 50 mg/kg. Body weight gain and food consumption in all groups were comparable to control means. There were no treatment-related findings at necropsy.

In conclusion, a single oral dose of 200 mg/kg PP 45678 was lethal, 100 mg/kg was the approximate minimal lethal oral dose, and effects observed at 50 mg/kg were limited to mild, transient clinical signs which were considered consistent with the pharmacological activity of PP 45678.

本实验研究 κ 阿片受体激动剂——PP 45678 单剂量毒性。SD 大鼠每组 10 只（5/性别/剂量）单次口服给予 50、100 或 200 mg/kg 的 PP 45678。评价指标包括生存率、临床体征观察、体重、摄食量和 14 天观察期结束后存活的动物的剖检。

200 mg/kg 剂量组雄性和雌性动物死亡率分别是 4/5 和 3/5,100 mg/kg 剂量组分别是 1/5 和 0/5。50 mg/kg 剂量组无动物死亡。动物死亡出现在给予受试物 1 小时内,死亡前出现呼吸困难(100 和 200 mg/kg)、抽搐(200 mg/kg)。虚脱、呼吸困难和共济失调等症状出现在给药后约 30 分钟时,持续约 2 小时,3 小时后停止观察。这些症状出现在 100 和 200 mg/kg 剂量组所有动物,而且其严重程度与剂量相关。50 mg/kg 组仅出现轻微、短暂的活动减少。所有剂量组中体重和摄食量的增加与对照组类似。尸体剖检未见药物相关性发现。

总之,单剂量口服 200 mg/kg PP 45678 可致死,口服近似最小致死剂量为 100 mg/kg,50 mg/kg 仅见轻度、短暂的临床体征,推测与 PP 45678 的药理活性一致。

例3.3　重复给药(28天)毒理学试验摘要

This study was performed to investigate the toxicity of PP 45678, an agonist of kappa opioid receptors, following repeated daily oral administration. Groups of 10 male and 10 female Sprague-Dawley rats received single daily doses of 15, 45 or 200 mg/kg PP 45678 by esophageal intubation for 28 days. Two groups of 10 male and 10 female rats were kept as controls and treated with the vehicle. For each dose level, 6 additional animals were included for determination of plasma drug levels on days 1 and 28, at 1, 3, 7 and 24 hours after administration. Blood samples were taken on days 15 and 28 for hematology and clinical chemistry analysis. The animals were sacrificed and necropsied on day 29, and principal organs were weighed and prepared for microscopic examination.

After 15, 45 and 200 mg/kg/day, PP 45678 plasma levels were directly proportional to the administered dose. No deaths occurred. Treatment-related clinical signs, considered to be consistent with the pharmacological activity of this compound, included ataxia and reduced motor activity. These were observed in both males and females; they were marked at 200 mg/kg/day and mild at 45 mg/kg/day. Administration of 200 mg/kg/day resulted in a lower food consumption (males: −5%; females: −8%), associated with lower terminal mean body weight (males: −13%; females: −16%), relative to controls. Terminal biochemical and hematologic parameters were similar in all groups. An increase in liver weights (males: +28%; females: +18%, versus controls), associated with centrilobular hypertrophy (more marked in males) was observed in all animals at 200 mg/kg/day. In conclusion, 200 mg/kg/day PP 45678 was mildly toxic, causing reduced body weight gain, reduced food consumption and adaptive changes in the liver. Administration of 45 mg/kg/day resulted in clinical signs consistent with the pharmacological activity of PP 45678, while 15 mg/kg/day had no apparent adverse effect.

　　本实验研究κ阿片受体激动剂——PP 45678每日重复口服给药的毒性。15、45或200 mg/kg PP 45678每日灌胃给予每组雌、雄各10只SD大鼠共28天。另外两个组,每组雌、雄各10只大鼠分别作为对照组和溶媒对照组。每个剂量水平另外加6只动物,于给药第1、第28天,给药后1、3、7和24小时进行血浆药物浓度检测。第15、第28天采血进行血液学和临床化学分析。第29天处死动物,剖检并进行主要脏器称重和组织病理学检查。

　　按15、45和200 mg/(kg·d)剂量给予PP 45678,血浆药物浓度与给药剂量呈线性关系。未见动物死亡。给药相关的临床症状包括共济失调和活动减少,与该化合物的药理作用一致。雌、雄性均可见以上症状,200 mg/(kg·d)剂量组明显,而45 mg/(kg·d)剂量组较轻。与对照组相比,200 mg/(kg·d)剂量组摄食量降低(雄性:−5%;雌性:−5%),并伴有给药末期平均体重降低(雄性:−13%;雌性:−13%)。给药末期所有组生化和血液学数值相近。200 mg/(kg·d)剂量组动物肝脏重量增加(与对照组比较,雄性:+28%;雌性:+18%),且所有动物出现肝脏小叶中心性肥大(雄性更明显)。结论:PP 45678 200 mg/(kg·d)剂量毒性较轻,仅出现体重、摄食量的减少和肝脏适应性改变。45 mg/(kg·d)剂量出现的临床症状与PP 45678的药理作用一致,而15 mg/(kg·d)剂量未见明显不良反应。

例 3.4 生殖毒理学试验摘要

This study was performed to investigate the potential embryofetal toxicity of PP 27567, a systemic inhibitor of ACAT. Groups of 26 mated female Sprague – Dawley Presenting toxicology results 26 rats received single daily oral doses of 0, 10, 45 or 200 mg/kg/day PP 27567 from day 6 to day 17 of gestation. Additional groups of 6 mated females per dose level were included for determination of plasma drug levels on day 13 of gestation, at 1, 3, 7 and 24 hours after compound administration. Clinical signs, body weights and food consumption were recorded regularly. On day 20 of gestation the animals were sacrificed and necropsied for examination of uterine contents, which included a detailed external, visceral and skeletal evaluation of fetuses.

A dose level of 200 mg/kg/day PP 27567 resulted in mild maternal toxicity consisting of reduced motor activity, salivation, lower food consumption associated with lower mean body weight gain (−9% lower mean body weight on day 16, when compared with control values), a smaller litter size and a lower mean fetal weight (−11%, compared with control means). In the groups receiving 45 and 10 mg/kg/day, all maternal and fetal parameters were comparable to control values. In conclusion, a dose level of 200 mg/kg produced mild fetal toxicity secondary to maternal toxicity whereas no evidence for adverse maternal or fetal effects was noted up to a dose level of 45 mg/kg/day.

本试验研究一个系统性 ACAT 抑制剂,即 PP 27567 潜在的胚胎 – 胎仔毒性。每组26 只已交配的雌性 SD 大鼠,从妊娠的第 6 ~ 17 天,每日口服给予 PP 27567,剂量为 0、10、45 或 200 mg/(kg·d)。每组每个剂量另加 6 只已交配雌性大鼠,在妊娠第 13 天测定血浆药物浓度,时间为给药后 1、3、7 和 24 小时。定期记录临床症状、体重和摄食量。怀孕第 20 天处死动物并剖检子宫内容物,包括胎仔四肢、内脏和骨骼的评价。

PP 27567 200 mg/(kg·d)剂量产生了轻微的母体毒性,包括运动减少、流涎、摄食量降低并伴有体重下降(与对照组相比,第 16 天体重 −9%),窝产仔数和胎仔体重降低(与对照组相比,−11%)。45 和 10 mg/(kg·d)剂量组,所有母体和胎仔指标与对照组比较无差异。结论,200 mg/kg 剂量可见轻微母体和继发的胎仔毒性,而 45 mg/(kg·d)剂量未证实有母体或胎仔不良反应。

(刘丽杰译,王宏涛校)

第 4 章

法规毒理学报告撰写的基本原则

G. J. NOHYNEK

Rhône-Poulenc Rorer, *Vitry sur Seine*, *France*

A. LODOLA

Pfizer Centre de Recherche, *Amboise*, *France*

4.1 毒理学报告的标题

假如你只是毒理学报告的审评者,而不是毒理学专家,不熟悉不同公司内部的术语。那你应该如何理解这些报告标题呢?如"Subacute Oral Study""Subchronic Oral Gavage Study""Subchronic Gavage Study""Subchronic Gavage Study by the Oral Route""One-Month Oral Study""Study on the Subchronic Oral Toxicity""28-Day Study""One-Month Repeated-dose Oral Toxicity Study""Four-Week Study Per Os"。这些都是指同一类型研究:一个月口服毒性实验? 又怎么理解"dietary study""in-feed study""oral in-feed study""oral study by dietary ad-mix"。或者,如果该实验是为随后的致癌性研究选择剂量水平提供依据,应该是"oral pre-carcinogenicity study by dietary ad-mix",还是"in-feed range-finder study"? 让人诧异的是,这些标题实际上又指同一类型的研究:*3 个月掺食毒性研究*。

假设另外一种情况,现在要求你从公司 1986～1995 年期间完成的 1500 个毒理学实验的打印报告中寻找某一特定的研究报告。此研究是多年以前进行的药物开发项目,化合物由公司代号编码。该药物开始是个外消旋混合物,后来开发成纯的对映异构体,再后来有了通用名,最终上市时又有几个不同的商品名,因此,你在计算机检索出的同一种化合物的参考资料有诸多名称,如 PP 31234、PP 127567,以

29

及 D,L-苯乙烷、L-苯乙烷、Carditon®、Carditex® 和强心酚,而且,该化合物的名称在单个研究标题的开始、中间、末尾都有出现。你有没有碰到过这种令人恼火的情况?

上述例子提示,科研报告最好的标题应该是用尽可能少的词语充分说明研究内容。毒理学研究报告的标题通常需要包括:*受试物、研究特性或终点、给药途径、研究周期和试验动物种属*。

我们建议一般的毒理学报告(单剂量、重复剂量和致癌性研究)标题术语按以下顺序列出:

(1)受试物

(2)研究周期

(3)给药途径

(4)研究类型

(5)动物种属

生殖毒性(生殖力、多代、胚胎-胎仔毒性或围/发育期毒性研究)报告中,给药时间(如妊娠器官发育期)和终点(如胎仔毒性)依据生殖参数确定。基于上述原因,标题术语应按以下顺序列出:

(1)受试物

(2)给药途径

(3)研究类型

(4)动物种属

对于一个开发性的化合物,可仅使用公司/实验室代码。这样根据化合物代号数字增加,以时间顺序列出研究项目就更容易。非专利化合物应使用通用名,一般避免使用商品名。标题中,受试物名称后跟着一个冒号或连字符。

避免使用词义模糊的术语,如"亚急性""亚慢性"和"长期"。研究的持续时间应以天、周或月来描述。大动物重复给药实验中,动物终末期处死的时间通常是交错的,以确定的天数来描述实验周期有些复杂。因此,实验持续时间超过 4 周的最好用月来描述,持续时间较短的应该用天来描述:5 天、14 天、1 个月、3 个月、6 个月、12 个月、24 个月。描述实验持续时间要一致(注意:1 个月不是 28 天)。如果有必要的话,不是整月则可以用周来表示,例如,治疗期后的恢复期(见本章后的例子)。

我们推荐以下术语描述给药途径:

口服　　　　　　　肌内注射　　　　　　　静脉滴注

(Oral)　　　　　(Intramuscular)　　　(Intravenous infusion)

食物 (Dietary)	动脉 (Intraarterial)	鼻内 (Intranasal)
真皮 (Dermal)	腹腔 (Intraperitoneal)	阴道 (Intravaginal)
静脉 (Intravenous)	皮下 (Subcutaneous)	吸入 (Inhalation)
眼睛 (Ocular)	皮内 (Intradermal)	静脉旁 (Paravenous)

注意"口服食物(dietary oral)"是个赘语。

研究类型取决于研究目的和持续时间。避免公司内部术语,如"前致癌性研究""掺食研究"或"初步研究"。我们推荐以下术语:

单剂量毒性 (Single-dose toxicity)	重复毒性 (Repeated-dose toxicity)	毒代动力学 (Toxicokinetic)
毒性剂量范围测定 (Range-finding toxicity)	毒副反应 (Toxicity)	致癌性 (Carcinogenicity)
探索性毒性 (Exploratory toxicity)	耐受性 (Tolerance)	间歇性给药 (Intermittent dose)
探索性实验 (Exploratory)	增加剂量 (Rising dose)	生育力(雌性和雄性) 〔Fertility(male or female)〕
胚胎-胎仔毒性 (Embryofetal toxicity)	围/发育毒性 (Peri-/Postnatal toxicity)	神经毒性 (Neurotoxicity)

实验动物种属描述应该是复数,如"in Sprague-Dawley rats""in CD®-1 mice",避免使用通用名,如"猴子(monkey)",应该明确为"恒河猴〔in Rhesus monkeys (*Macaca mulatta*)〕""食蟹猴(中国猕猴种属)〔in Cynomolgus monkeys (*Macaca fascicularis*)〕"。使用啮齿类动物或犬应描述品系或品种,如"SD 大鼠""F344 大鼠(Fischer 344 rats)""CD-1 小鼠(CD®-1 mice)""比格犬(beagle dogs)"。

应用上述原则时,研究标题可采用以下形式:

· PP 27567:1-Month intravenous toxicity study in CD®-1 mice followed by a 2-week recovery period

· PP 27567:3-Month dietary range-finding toxicity study in CD®-1 mice

· PP 27567:Single-dose oral toxicokinetic study in Sprague-Dawley rats

· PP 27567:6-Month oral repeated-dose toxicity in beagle dogs

· PP 27567:24-Month dietary carcinogenicity study in CD® rats

· PP 27567：21-Day intravenous infusion study in Cynomolgus monkeys（*Macaca fascicularis*）

· PP 27567：3-Cycle intravenous intermittent-dose toxicity study in Sprague-Dawley rats

· PP 27567：Oral range-finding toxicity study in pregnant Sprague-Dawley rats

· PP 27567：Oral embryofetal toxicity study in Sprague-Dawley rats

· PP 27567：Oral embryofetal toxicity study in New Zealand white rabbits

· PP 27567：Oral embryofetal and postnatal developmental toxicity study in Sprague-Dawley rats

· PP 27567：Oral fertility and early embryonic developmental toxicity study in Sprague-Dawley rats.

（译者注：汉语与英语习惯不同，以上仅作为参考，不作标准推荐，请斟酌使用。）

4.2 引言

引言是为报告做准备，应包括以下几点：

· 受试物描述，如拟适应证、治疗学分类或药理作用。

· 实验室单位(CRO 或拥有多个毒理学实验室的公司）。

· 研究目的。

· 剂量选择依据。

· 动物种属的选择。

一般来说研究中最有争议的地方是剂量选择的理由。通常剂量选择应该基于以前的研究结果，如剂量范围的探索研究，但其结果并不在考虑范围内。例如，如果在以前的研究中没有肝脏毒性，但是现在的研究肝脏毒性是主要发现，你就不能说是以肝脏毒性剂量作为剂量选择的理由。我们认为这属于自我说服，但并不足以令别人信服。我们相信最好参考以往的主要研究结果或保持非特异性：例如，"一些不良反应，预计在……"或"预期中等毒性……"。这既描述了预期结果，也说明了在任何研究中固有的不确定性。例 4.1 和 4.2 是引言和剂量水平选择的理由。

例4.1 单剂量毒性研究引言

> PP 24626,是抗肿瘤药物 PP 16569 在啮齿动物、犬和人血浆中的代谢物。本研究目的
> 是确定 PP 24626 小鼠单剂量静脉注射后的急性毒性。而且本研究结果将与之前的原型药
> 物 PP 16569 小鼠急性毒性研究进行比较。选择小鼠作为实验动物是因为该种属经常被用
> 于抗肿瘤药物的急性毒性实验。因受试物在溶媒中(含有 12% 吐温 80 的 5% 葡萄糖溶液)
> 的最大溶解度所限,高剂量水平选择为 100 mg/kg。

例4.2 致癌性研究引言

> PP 83211 是开发用于预防心室纤颤的抗心律失常药物。本研究进行 PP 83211 混悬液
> 口服给予雌、雄 SD 大鼠 24 个月长期毒性与致癌性评价。剂量水平选择依据 SD 大鼠 3、10、
> 30 mg/kg剂量下 3 个月的口服研究数据。30 mg/(kg·d) 剂量组出现死亡(雄性 3/20),平
> 均体重降低(12% ~18%)和摄食量降低伴中度临床症状(眼睑下垂、外周血管扩张),排尿
> 量增加,血浆钾离子浓度降低,肝脏重量显著增加及其小叶中心性肥大。10 mg/(kg·d) 剂
> 量组,仅出现平均体重降低(6% ~9%),肝脏重量轻度增加和小叶中心性轻微肥大。
>
> 根据这些结果,10 mg/(kg·d) 被选定为本研究的最高剂量;3 和 1 mg/(kg·d) 是拟治
> 疗量的不同倍数并选择用于观察潜在不良反应的剂量关系。

4.3 材料与方法部分

本部分在引言之后。作者可以选择对方法进行详细描述或简略叙述(如果简
略叙述,正文部分则应该足够详细,以保证读者明白实验是如何进行的)。当选择
对材料和方法的简略叙述时,应该以报告附录的形式提供详细的研究方案。

常见的错误观点是把材料及方法部分和研究方案当成一回事。方案是一个确保研
究遵循 GLP 及标准操作规程执行的书面"路线图",而材料和方法部分是确保评审者了
解实验设计的详细书面资料。因此,本部分不能把研究方案中的相应内容复制过来。

报告中的材料和方法部分可以缩减,但是如果某些特殊方法对理解研究目的
或设计有用,就应该加以说明。非标准参数和特殊评价也必须在本部分内容中给
予描述。诸如溶媒详细信息、给药容积和速度(静脉给药实验的关键信息)、用于血
浆药物浓度和回收率检测的卫星组动物数量/分组、统计分析的特殊说明、特殊在
体观察、眼科或心血管指标、特殊临床病理学检测、安乐死的实施细节和尸检程序、
脏器重量评估、组织病理学和血浆药物浓度分析。

由于大多数法规毒理学研究标准遵循国际性法规指南,指南中规定了研究内

容的大部分细节,因此报告的材料方法部分可以作成统一模板应用于同类型研究。材料和方法部分例子,如一些研究中,受试物掺在饲料或饮水中给予动物,计算值(理论值)和实际给药剂量是不同的。对于此类研究,实际剂量与理论剂量应该在材料和方法部分或者结果的开始部分进行说明(见例4.4)。

我们建议所有法规毒理学研究的材料和方法部分,即使很复杂的设计,也不应该超过一整页,通常,对于一个标准的法规毒理学报告,半页就足够了。

例4.3 大鼠围产/产后毒理学研究材料和方法部分

PP 27567 0.5%甲基纤维素和0.1%吐温80的水混悬液口服灌胃给受精后20只/组SD大鼠,从受精后15天至分娩贯穿整个哺乳期,每日剂量为15、30和60 mg/kg。对照组受精后20只大鼠给同样周期的溶剂对照品。

动物每日称重并进行临床体征观察。每日测定摄食量。记录幼崽动物数和体重,按标准窝评估幼崽的生理、功能发育和行为学。产后21天,处死母鼠并尸检。F1代幼崽发育指标包括耳郭分离(自产后第4天)、门齿萌发(自产后第11天)、睁眼(自产后第15天)、睾丸下降(自第25天)和阴道口张开(自第37天)。功能评价指标包括平面反正反射(自第4天)、负趋地性(自第4天)、游泳运动(自第10天)、前肢支撑(自第11天)、听觉惊跳反射(自第12天)、瞳孔反射(自第19天)和转棒试验(自第25天)。行为学评价指标包括水平面归巢行为(自第21天)、水迷宫学习/记忆能力测试(第42天和49天)和旷场探究行为检测(第48天)。产后第51天,处死所有幼崽并尸检。包含详细材料和方法的研究方案,见报告附录1。

例4.4 理论与实际剂量水平

PP 27567掺入食物中的浓度以每周为基础进行调整;理论浓度是根据每组预计平均摄食量进行计算,得出理论摄入量为100、200和400 mg/(kg·d)。每日实际摄入量数据以每周实际摄食量为基础计算,见表6,附录Ⅵ。整个研究过程中,PP 27567每日实际平均摄入量总结见表4.1。

表4.1 PP 27567:大鼠3个月掺食毒性研究——理论与实际剂量水平对比

	雄性			雌性		
理论剂量[mg/(kg·d)]	100	200	400	100	200	400
实际剂量[mg/(kg·d)]	107 ± 23	195 ± 45	373 ± 54	110 ± 13	187 ± 32	354 ± 48

PP 27567实际摄入量约在理论摄入量的±10%范围内。这一波动在受试物掺食给药的研究中是可以接受的。

例4.5　致癌性实验的材料和方法部分

> 　　PP 27567 1、5 或 25 mg/kg 每日灌胃给予雌、雄各 60 只 SD(Charles River)大鼠24 个月。实验开始时,动物约 6 周龄,体重为 185～205 g(雄性)、155～173 g(雌性)。受试物用 1% 甲基纤维素水溶液混悬,给药体积为 5 ml/kg。两个对照组每组每个性别 60 只大鼠,给药周期相同,各给予 5 ml/kg 溶剂对照品。卫星组每个剂量组每个性别 5 只动物,用于测定血浆药物浓度。
>
> 　　每日观察所有动物临床体征。每周记录动物体重。实验前 3 个月每周测量摄食量,以后每 2 周测量一次。每 2 个月测量 24 小时饮水量。实验开始前和实验 6、12 和 18 个月进行眼科检查。给药 6、12、18 个月后,4 小时采血,测定血浆药物浓度水平。给药 24 个月后,处死动物,尸检,测定脏器重量,同时收集样本进行血液学和临床生化检测,以及组织病理学检查。
>
> 　　当两个对照组没有统计学的显著差异时,两组可合并进行统计学处理。组间比较采用单因素方差分析。一些参数,方差分析差异显著,且每组动物数差异较大,应采用非参数检验。存活数据分析使用对数秩和检验。治疗组与对照组肿瘤发生率的比较采用 Peto 分析。研究方案包含详细的材料和方法见本报告附录 1。

4.4　结果描述

　　在我们看来,一个好的毒理学报告必须依据毒理学意义进行数据描述,这毕竟是研究的目的。结果的描述应该尽可能简洁,避免让读者感到厌烦。因此,强烈建议使用简短的句子。应避免把复杂的数据压缩成几个(复合)短句,特别是当英语不是你的第一语言时。记住,任何报告中首先要考虑的是清晰,无法理解是不好的报告的标志。

　　对于目标特定单一的研究,如毒代动力学研究或特定靶器官探索性研究,结果部分应该集中描述那些和研究目标相关的结果。因此,毒代动力学研究结果应该主要集中描述血浆药物浓度数据。其他结果,如在体观察,是此类研究的次要关注点,当然前提是可能影响血浆药物浓度水平的体重、摄食、呕吐、腹泻等没有变化。

　　在标准的一般毒性或生殖毒性研究结果部分,作者应该:①描述所有受试物诱发的效应;②区分哪些效应是与受试物相关的,哪些是不确定的,哪些是与溶剂或检测相关的,哪些是偶发的。注意,"处理相关"的效应包括检测或溶剂导致的效应,而受试物相关的所有效应应称为"受试物相关"。

　　每个部分的描述(临床体征、心血管指标、临床病理学等)应该从能够清晰说明实验重要发现的句子开始。

这可以使读者和作者的注意力集中在可能引发讨论的关键点上。数据先可按照发生率、开始时间、持续时间和/或严重程度的次序来描述,再按照性别、给药剂量或给药持续时间分别描述,这样可减少文字的复杂程度。雄性数据结果应该先于雌性结果描述。当然在政治上这并不正确,但它符合一般惯例和审评者的预期。结果可按剂量的下降或增加来描述。但一般优先的选择是描述产生的变化与药物确切相关和不相关的剂量。而且在一定的范围内应遵循同样的方式。给药组应明确描述剂量数值,提示读者实际剂量的水平。但是,也可以偶尔使用"高、中和低剂量",以减少信息量,缩短文字。如果讨论单只动物,通常要指出动物编号和剂量;如雄性 11 号〔20 mg/(kg·d) 或 20 mg/(kg·d) 剂量下雄性 11 号动物(M11)〕。另外,遇到主实验组以外的动物时,应该描述剂量和组别(卫星组、哨兵组或恢复组)。

对于定量数据通常应报告数值变化,例如,"PP 27567 剂量 150 mg/(kg·d),给药 4 周,雄性和雌性动物体重增长均值降低(与对照组比雄性:-15%;雌性:-8%)"或"观察到平均体重增长降低 12%"。但是,用百分率表示变化时要慎重,尤其是改变大于 100% 时(参见第 7 章)。例如对"肝脏重量增加 125%"的描述可能会有不同理解。更确切的方式定量比较给药组与对照组指标增加或减少,可以直接采用对照组数据的倍数来表示。例如,"在 24 mg/(kg·d) 剂量下,肝脏绝对重量是对照组的 1.85 倍;在 25 mg/(kg·d) 剂量下,雌性动物 WBC 计数是对照组的 0.45 倍;中剂量和高剂量体重分别是对照组的 0.95 和 0.85 倍。"

结果部分对数据定性描述〔例如,"平均体重增加幅度轻微下降(a slightly lower mean body weight gain)"〕是不合适的,因为这样读者无法判断变化的准确幅度。而且对你而言的"轻微增加(small increase)",可能对其他人来说会被认为是"大幅增加(large increase)"。但是,在概述或摘要中定性描述是可以的,因为其目的是对实验发现的综述而不是细节描述。

已知"减少(reduction)"意味着相对于初始值降低。如果体重增长、器官或胎仔重量此类指标已知前期有较高的值,只能说是"减少(reduced)"。严格地讲,体重与前期值相比是减少的,而不是与对照组相比。类似于"睾丸重量减少(reduction in testes weight)"意味着该睾丸在前期比较重。当然,有些术语如"与对照组比较体重均值减少(降低)〔a reduction(decrease) in mean body weight when compared with control means〕"并不很非常准确,但是一般来说也可以用于毒理学报告。

当结果难以量化时,分级有助于读者理解这些复杂的改变。对数据的分级方法应该在文中或脚注中定义。通常使用 3 分级(轻微-中度-严重,mild-moderate-severe)或 5 分级法(极小-轻微-中度-显著-严重,minimal-mild-moderate-marked-severe)(表 4.2)。

　　统计学差异的显著性应该在文中给予说明,例如"100 mg/(kg·d)剂量给药,雄性动物 WBC 均值减少,在统计学上有显著性差异"。或者,采用 P 值指示统计学意义。例如:"100 mg/(kg·d)给药剂量,雄性动物 WBC 均值降低($P < 0.01$)"。虽然没有具体要求,采用 P 值表示可减少文字,易于阅读。

　　通常,复杂结果最简单化的描述方法是使用表格。表格应该有序号和标题。标题说明表格的目的和内容。标题、脚注和列标题一起形成一个完整的单元,独立于文本。所有缩写必须在脚注中给予解释。数据顺序应该从对照组到高剂量组。见例 4.6。

例 4.6　结果的表格形式

表 4.2　PP 27567:犬 1 个月口服给药毒性——胆管内胆汁淤积发生率和严重程度

胆汁淤积严重程度	对照组		10 mg/kg		40 mg/kg		120 mg/kg	
	♂	♀	♂	♀	♂	♀	♂	♀
轻微	0/4	0/4	1/4	1/4	1/4	2/4	0/4	0/4
中度	0/4	0/4	0/4	1/4	0/4	1/4	1/4	1/4
严重	0/4	0/4	0/4	0/4	1/4	1/4	3/4	2/4

注:分级系统。轻微,小叶中心性病灶改变,包括每个肝脏切面 5 个胆汁堵塞部位;中度,小叶中心多病灶改变,每个肝脏切面包括超过 5 个但少于 20 个胆汁堵塞部位;严重,>20 个胆汁堵塞部位,小叶中心大多数部位显示带状变化

　　来自卫星组的在体观察或其他数据(如血药浓度测定)不应该在报告的结果部分描述,除非已在方案中规定。生育力毒性实验中的卫星组怀孕率和受试物相关的死亡率数据可以例外。注意,在主实验组中没有发生死亡,而卫星组啮齿动物死亡,可能是由于麻醉或采血造成,应该被描述为与操作相关的死亡,而不是与受试物相关。再强调一下,避免使用可能令人困惑的术语"与处理相关的(treatment-related)"死亡。

　　实验中未产生效应的检测指标也应该描述,如"对动物体重或摄食量无影响(There was no effect on body weight or food consumption)"或"未见血压或心率改变(No changes were detected in blood pressure or heart rates)"。如果高/中剂量组改变明显,而低剂量组未发生改变,应该说明没有产生效应的剂量水平。受试物相关效

应的描述应全部涵盖,同时应当用适当的语句突出无效应的剂量水平,例如"150 mg/kg剂量组雄性动物体重均值显著减轻(9%,与对照组均值对比),其他给药组体重与对照组比较无差异"。如以往的研究结果或受试物药理活性检测中没有观察到预期的效应,该规则同样适用。

排除结果与化合物相关的原因应写在结果部分(这属于个人习惯,因为这样使讨论简化,问题集中了)或讨论部分。一般来说,排除数据应当基于*缺乏剂量效应、孤立发生和(或)在历史对照数据范围内*。如一个简短的说明,如"所有其他的发现在我们实验室相同年龄、性别和品系的大鼠/犬中经常出现",这对读者评价数据与给药是否相关是很有帮助的。

4.5　评价/讨论部分

法规毒理学中结果的讨论程度是一个有争议的话题。一些实验室在报告中没有讨论,或对结果讨论的非常少。他们把全部毒理实验的讨论集中放在毒理专家综述或概要中,这个方法避免了对早期实验中假性结果的讨论及对已确定毒性效应机制的推测。

当然,可以在每个报告中对单个毒理学实验的主要结果进行延展性讨论。但是如果独立于毒理学专家报告看待单一报告的话,就弱化了研究结果之间的关联性,这对经验不丰富的审评者可能造成误读。由于讨论的程度是有争议的,我们认为最好仅对报告本身所涉及的结果进行讨论即可。

讨论部分需要说明的问题应该包括以下内容:

研究目的:讨论应以研究目的为核心。不需要详细讨论毒代动力学研究中在体观察的结果(已知此类结果不会影响血药浓度水平)!

主要效应:本实验中观察到的主要效应是什么?什么是受试物的主要靶器官?本实验中主要标志物是什么?哪个剂量有毒?有没有性别差异?

效应相关性:实验观察到的效应是否存在相关性?

发病机制:研究结果是否与早期研究或文献中描述的结果一致?结果发生机制是否已知?是否属于"类效应"?是不是受试物药理活性的放大?是否与人体相关?

说明以上要点之后应该讨论溶剂相关的效应和受试物给药方法相关的效应。同时被认为无生物学或毒理学意义的受试物相关效应(如果在结果部分未被排除)应该加以讨论。

讨论的顺序没有硬性的规定。可以按照重要性递增或递减次序,也可以按照在结果中出现的次序。无论选用哪种方法,都应避免重复!语言和思路尽可能简洁,遵循 KISS 原则(Keep It Short and Simple,简短精炼)。此外,切记,随着临床前安全计划的展开,前期研究中有重大意义的结果在之后研究中可能意义很小甚至无关。因此,避免推测,除非是有可靠的科学依据。留点空间比没有依据的推测要好。

最终,讨论应该侧重于研究结果的毒理学意义。毕竟,实验目的是研究化合物的毒性。没有讨论也比避开毒性问题好。能把研究发现融汇讨论就是好的作者。始终牢记,如果你没有勇气去把研究结果融汇到毒理学报告中,但是,其他人会。

4.6 结论

撰写结论的黄金准则是:不要妄下结论!毒理学报告的结论应该根据研究目的正确地分析结果。所以,毒代动力学研究结论应该仅限于毒代动力学的实验发现;新剂型的生物等效性研究结论应该仅涉及生物等效性;检测种属与参比种属的靶器官毒性对比研究的结论,应该仅限于在靶器官研究中观察到的主要结果等。

结论中应该确定产生和未产生毒性的剂量水平。但是,在药用化合物研究中,使用"无反应剂量"(No-Effect Level)、"无明显不良反应剂量"(No Observable Adverse Effect Level)和"无可见反应剂量"(No-Observable Effect Level)等术语常常是含糊的,特别是最低剂量水平药理作用非常明显时。尽管这些术语不适用于所有剂量水平都出现药理作用的实验中,"无反应剂量"必须依据一些规定定义。可以用"毒理学无反应剂量"(toxicological no-effect level)或"无毒性反应的剂量"(dose level devoid of toxic effects)等标示。应该说明毒性作用靶器官或毒性反应主要标志。研究结论中应确定后续研究的合适剂量水平(如视力、母体毒性研究、剂量发现或致癌性研究预实验),而不仅仅只有后续研究的建议剂量,即使新的情况可能会出现数据和随后建议剂量的变化。如果合适,应该明确指出 MTD(最大耐受剂量)。

生殖毒理学(如胚胎-胎仔毒性)的研究结论应当努力将母体毒性与胎仔所见联系起来,确定无胎仔或母体毒性的剂量水平。出现或未出现胎仔毒性都应该说明。母体毒性实验研究的结论可作为随后胚胎/胎仔毒性研究的剂量探索,所以该研究应该主要说明母体毒性的剂量水平。而对胎仔的影响是该研究的次要关注点,只需适度说明即可。

　　为了简洁明了,毒理学效应应当定性描述而不是定量描述,这可以帮助读者去领会研究中发现的重要性。如果你不能使"结论"部分压缩为几行,那你可能需要修改你的结果。讨论和结论示例见例4.7至4.10。

例4.7　犬1个月实验讨论/结论

　　PP 27456 最大血药浓度出现在第 3 天,有剂量相关性。20 mg/(kg·d)剂量快速清除;40 和 80 mg/(kg·d)剂量清除率相对降低,导致这些剂量下出现 4~9 倍的全身暴露量增加〔与 20 mg/(kg·d)剂量比较〕,这可能由于代谢或排泄饱和。因此,PP 27456 在 40 和 80 mg/(kg·d)剂量下出现蓄积,第 28 天出现明显的血药浓度增高,相应的 AUC 值高于各自第 3 天的 4~7 倍。在该研究期间 40 和 80 mg/(kg·d)剂量下化合物蓄积是逐步出现临床不良症状的原因〔40 mg/(kg·d)剂量下动物体重增长和摄食量进行性降低,80 mg/(kg·d)剂量下动物体重减轻和临床状态进行性恶化〕。

　　80 mg/(kg·d)剂量下出现明显的受试物相关反应,包括明显的临床体征、临床化学和血液学指标,以及肝脏和骨髓组织病理改变。组织病理学显示为肝小叶中心性坏死,同时伴有肝脏重量显著增加、临床生化学标志物升高(碱性磷酸酶 ALP、ASAT、ALAT 活性和胆红素浓度增高 7~10 倍),肝 P450 酶含量增加 4~5 倍。组织病理学证据中骨髓细胞减少同时伴有主要 RBC 指标明显减少。另外,80 mg/(kg·d)剂量组病理学中发现睾丸萎缩、胸腺和唾液腺萎缩及肾上腺呈带状病理性肥大,这些可能与动物状态不佳相关,仅次于肝脏毒性。在这个剂量下血浆电解质(氯、钙、钾离子)水平轻度降低可能与受试物 PP 27567 相关。但其机制尚不清楚。

　　相比之下,40 mg/(kg·d)剂量组显微镜下肝脏未见改变。该剂量下 P450 酶诱导(2~3 倍)、碱性磷酸酶轻、中度升高和肝脏重量中度增加,可认为是肝脏适应性改变(Schulte-Hermann, 1972; Balazs *et al.*, 1978; Gopinath *et al.*, 1987)。

　　20 mg/(kg·d)剂量下,细胞色素 P450 酶轻微增加(1.0~1.3 倍,与对照组均值相比),没有其他临床化学和组织病理学相关改变。而细胞色素 P450 酶轻微增加可能是给药适应性改变,且该指标的数值在本实验室历史正常值范围内,因此无毒理学意义。

　　总之,犬口服 PP 27456 连续 30 天给药,剂量 80 mg/(kg·d)产生肝脏和骨髓毒性。40 mg/(kg·d)剂量下实验发现仅限于肝脏的适应性改变。20 mg/(kg·d)剂量未见不良反应发生。

例 4.8　大鼠母体毒性实验讨论/结论

> 100 和 200 mg/kg 剂量出现明显的轻、中度母体毒性指征(污物和软便,摄食量减少和体重进行性减轻)。因此,该剂量下胎仔和胎盘重量减轻被认为与母体毒性有关。200 mg/kg 剂量可见骨骼骨化延迟(胎仔有 3 或 4 个不完全或未骨质化的胸骨,发生率增加,)与该剂量下胎仔重量降低相一致,可认为是继发的母体毒性。
>
> 结论,孕鼠器官发育期口服给予 PP 45678 剂量 100 和 200 mg/(kg·d),产生了母体毒性并伴有胎仔和胎盘重量减轻,200 mg/(kg·d) 剂量骨骼骨化延迟。50 mg/(kg·d) 剂量未见母体不良反应或对发育产生影响。

例 4.9　大鼠 1 个月研究结论

> 结论,SD 大鼠口服给予 PP 83211 一个月,每日 1 次,剂量 0、5、25、125 mg/(kg·d),对动物存活和血液学指标无影响。125 mg/(kg·d) 剂量下动物平均体重轻微下降(−12% ~ −8%)、摄食量轻度减少(−5% ~ −8%)、临床体征中度(短暂的共济失调)、ALAT 和 ASAT 轻度增高和肝脏重量中度增加伴小叶中心性肥大。25 mg/(kg·d) 剂量仅见肝脏重量略有增加。5 mg/(kg·d) 剂量未见不良反应。

例 4.10　大鼠致癌性研究结论

> SD 大鼠口服给予 PP 27567 每日 1 次共 24 个月,剂量为 0、2、8、30 mg/(kg·d),未诱发肿瘤或非肿瘤性组织病理学改变。PP 27567 产生的作用与其药理作用一致。此外,8 和 30 mg/(kg·d) 剂量的雄性动物的体重均值增加,而剂量为 30 mg/(kg·d) 的雌、雄动物平均存活率下降。总之,在本研究中未见潜在致癌性证据,2 mg/(kg·d) 剂量未见不良反应。

4.7　结语

撰写毒理学报告跟人类的其他工作一样,天生就能写得简明扼要的人在我们中间有,但也是极少数。因此,这些技能必须通过不断学习、磨练、应用、实践和自我检讨才能提高。我们知道发现有效的新药对人类健康的重要性,所以我们必须确保潜在有价值的新药不会因为整理毒理学数据时的粗心而丢失。非常严谨的研究如果没有一份好的报告也会丧失其应有的价值。

报告撰写最基本的原则就是没有原则。用最清晰和易于理解的方式去展示数据是作者(们)的责任。如果这需要违背已有的传统,那也应该义无反顾!

(孟红亚译,王宏涛校)

第 5 章

血浆药物浓度（毒代动力学数据）

Robert J. Szot

Consultant in Toxicology, Flemington, NJ, USA

　　血药浓度决定药物全身暴露程度,它可为不同种属动物毒理学差异分析和人体暴露风险评估提供关键联系。药物暴露数据通常以药物和/或其主要代谢产物在血液(血浆或血清)或其他组织中随时间浓度变化为特征的毒代动力学报告的形式出现。毒代动力学数据作为动物给药量的替代,可建立比给药剂量能更准确体现生物学反应的参考。因此,毒代动力学数据叙述的重点应该在药物毒性评价中毒理学数据的使用上,而不是简单地描述药物浓度随时间的变化。

　　毒代动力学数据应该以叙述和表格两种形式出现,且两种形式中的信息尽量避免重复。叙述的主要重点应该放在为与剂量相关的全身暴露和毒理学研究目的提供定性的信息。表格数据应该以易于表现细节、易于关联文字的形式展示毒代动力学数据。这有助于作者减少文字篇幅和避免使用带有很长数字数据的句子。也可以考虑使用图形数据。曲线图可以使药物浓度与时间变化的大量相关数据或不同剂量组间的复杂关系简单化。

　　描述药物全身暴露应考虑以下目的:

　　(1)应当使用和预期相关的定量术语描述化合物的吸收程度(如果合适,如吸收好或差)、给药剂量(线性或饱和)、人血药浓度(如果已知)。

　　(2)应指出不同性别和给药周期血药浓度之间的差别(蓄积或代谢诱导)。

　　(3)暴露水平应该与毒性相关。

　　(4)切记比较毒性研究中给药方案与人的差异(给药方法、频次、制剂)。

　　(5)简要描述采血方法、分析前样本储存和分析方法。

　　评价药物吸收程度时,应考虑影响吸收的药物因素。口服给药后呕吐、皮下或肌内注射后严重的局部刺激可能改变全身暴露的程度。注意对吸收描述要符合研究条件。不要把化合物静脉注射说成"吸收良好"。

毒代动力学数据通常以浓度单位(数量或体积)或曲线下面积(AUC,数量、时间/体积)来报告。报告浓度时,整个报告或相同药物的所有报告中应使用相同的计量单位。单位一致可使错误最小化,也可以最大程度地使报告易读、易理解。

撰写实验报告在细节和格式上没有严格的要求,它取决于实验室习惯、历史和研究需要。然而报告的叙述应该让读者易于理解并能提供涵盖研究目的的数据和进行评价的必要信息。详细数据可以在附录中列表展示。例5.1至5.4列举了几个报告的情况。

例5.1

方法

给药第1天和第89天从犬颈静脉采血(约1.5 ml)置于肝素管。采血时间点为给药后0.5、1、3、12小时。测定所有剂量组犬的 PP 27567 血浆药物浓度。分析前血浆 −10℃ 条件下储存。分析方法为乙醇提取血浆药物,高效液相色谱法(HPLC)检测。

结果

PP 27567 口服给药吸收良好。雌、雄动物血药浓度类似,基本与剂量呈线性关系。未见自发诱导代谢。3、6、30 mg/(kg·d)剂量组雄/雌性动物 1h 平均血药浓度(C_{max})分别为 60、120、600 μg/ml 和 75、135、550 μg/ml。给药第89天可见血药浓度类似。3、6、30 mg/(kg·d)剂量组平均 AUCs(0　12 h),两个性别动物数据合并,分别为 150、240、845 μg·h/ml。

例5.2

方法

猴静脉注射给药第1天、第28天,采血,测定 PP 27567 血浆药物浓度,时间点为给药后5、15、30分钟和1、3、12、24小时,每个时间点采血 0.5 ml 置 EDTA 包被管中。离心后,使用 AASP C2 管分离提取血浆样本,HPLC 法检测。

结果

第28天血浆浓度汇总见表5.1。给药第1天,血浆药物浓度和 AUCs 与剂量成正比关系,且无明显性别差异。

表5.1　PP 27567：食蟹猴口服给药1个月毒性实验血药浓度

剂量 mg/(kg·d)	性别[a]	血浆浓度（范围）（μg/ml）		AUC（均值）（μg·h/ml）	
		0.25 h	24 h	AUC 0~7 h	AUC 0~24 h
10	M	2.5~3.6	nd[b]	21.2±2.4	42.1±4.5
	F	2.7~4.2	0.5~0.9	23.5±2.7	44.7±4.9
20	M	4.4~5.8	0.8~1.8	45.7±5.4	92.8±7.6
	F	3.2~6.7	0.9~2.3	46.9±8.3	98.7±9.8
80	M	18.9~21.3	16.5~18.4	164.3±13.6	967.8±56.9
	F	22.1~24.3	18.7~19.2	176.7±18.5	987.2±45.9

注：a.每个值为每个性别3只猴子的范围或均值；

b.浓度低于检测限

　　PP 27567消除缓慢，但10和20 mg/(kg·d)剂量下24 h完全消除。第1天与第28天血药浓度类似。然而80 mg/(kg·d)剂量，第28天血药浓度增加接近4倍。这提示80 mg/(kg·d)剂量出现明显蓄积。猴给药剂量10 mg/(kg·d)时全身暴露量为人推荐治疗剂量的2倍。

讨论

　　80 mg/(kg·d)剂量下所有猴子在给药20天后，均发生严重、持续的颤抖并伴随偶尔抽搐。这些效应可能与该剂量下药物蓄积有关。较低剂量下未见类似症状出现，推测蓄积较轻或无蓄积。蓄积可能由于高剂量下肾毒性降低肾排泄率所致，而更低剂量水平未见发生。此剂量下，尿量减少、尿素氮水平增高、肾小管坏死。由于临床推荐最大治疗剂量的血药浓度约为猴10 mg/(kg·d)剂量血药浓度的一半，因此这些可能并无临床意义。

例5.3

方法

　　测定PP 27567的全身暴露，设置3个卫星组，每组12只大鼠。皮下注射给药第1、第30、第90天每组每种性别各取一只大鼠于给药后2、6、10、24小时采血。眼眶采血约1.0 ml（CO_2麻醉）置无抗凝剂的玻璃管中。放血后的大鼠在取血间隔用CO_2麻醉安乐死后处理。采用放射免疫检测法测定PP 27567浓度。

结果

　　PP 27567 皮下注射吸收良好,不同剂量呈线性关系,无性别差异。血浆浓度峰值出现在给药后约6小时。第1天给药后24小时,仅在10、30 mg/(kg·d)剂量的大鼠体内检测到 PP 27567。在给药后第1天,3、10、30 mg/(kg·d)剂量组大鼠血浆浓度峰值是4、10、27 μg/ml,相应24小时浓度分别为0、4、13 μg/ml。下图表明,随着实验的进行,PP 27567的血浆浓度降低。在研究结束时(第90天),30 mg/kg 剂量组大鼠的 PP 27567 的血浆浓度大概是第1天该剂量测定值的1/3(图5.1−5.3)。

讨论

　　PP 27567 血浆浓度随着给药的进程减少,提示发生了肝脏代谢的自发诱导。这与剂量相关的肝脏重量增加、光镜下肝组织的滑面内质网增生相一致。血浆浓度随时间减少,与在毒性实验中观察到的临床体征减少相一致。

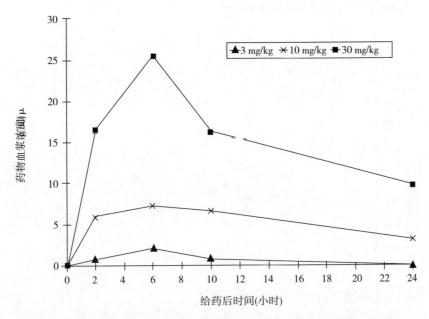

图 5.1　PP 27567:大鼠 90 天皮下注射毒性实验。第 1 天平均药物血药浓度(μg/ml)(雌/雄性动物数据合并)

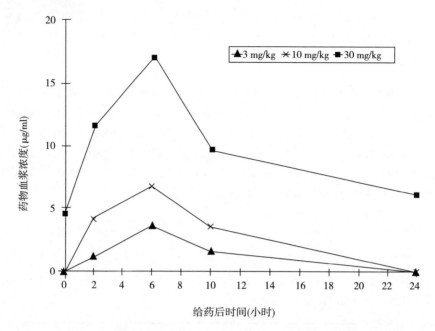

图 5.2　PP 27567：大鼠 90 天皮下注射毒性实验。第 30 天平均药物血药浓度
（μg/ml）（合并雌/雄性动物数据）

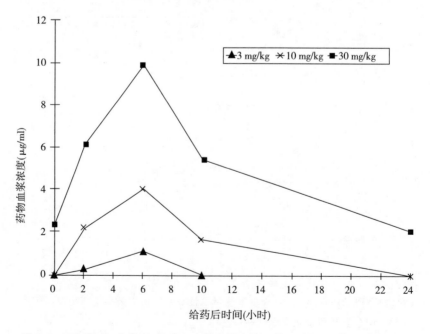

图 5.3　PP 27567：大鼠 90 天皮下注射毒性实验。第 90 天平均药物血药浓度
（μg/ml）（合并雌/雄性动物数据）

例5.4

方法

妊娠第7和19天(给药第1和第13天)存活的每组第一批6只兔子给药后约2小时耳中央动脉采血置肝素管中。妊娠期第19天,给药后约0.5小时进行母体剖腹产取出胎仔,CO_2麻醉后断头取血,每窝样本合并。将由母体与胎儿收集到的血浆置于 -20℃保存。通过反相HPLC测定原型药物(PP 27567)及主要代谢物(PP 39876)浓度。另外两个代谢物(PP 39877和PP 39878)低于原型药和代谢物总体水平的2%,因而未检测。

结果

在孕兔妊娠第7和第19天给药后2小时,PP 27567及其主要代谢物(PP 39876)血药浓度剂量呈依赖性增加。给药期间PP 27567血药浓度略有增加。孕兔体内原型药及其代谢物浓度水平见表5.2。

表5.2　PP 27567:孕兔母体毒性实验——给药后2小时血浆药物浓度

剂量	天数[a]	血浆药物浓度(μg/ml)[b]	
mg/(kg·d)		PP 27567(原型药)	PP 39876(代谢物)
10	1	0.4±0.1	7.6±4.3
	13	0.5±0.8	13.2±2.9
20	1	1.1±0.2	17.2±5.4
	13	0.9±0.2	31.3±13.7
30	1	1.7±0.3	22.1±7.5
	13	1.1±0.4	35.6±27.7
40	1	1.9±0.5	29.0±11.3
	13	1.8±0.7	64.6±28.6

注:a. 相当于妊娠第7和第19天;

b. 每剂量组6只兔子的均值±标准差

给药结束时,代谢物PP 39876胎仔的暴露仅限于30〔(2.5±1.7)μg/ml〕mg/kg和40〔(4.7±2.6)μg/ml〕mg/kg剂量水平,更低的剂量水平未能检测到。在任一剂量水平下都未能检测到胎仔体内原型药物。

讨论

PP 27567和PP 39876在孕兔中的暴露有剂量依赖性,范围约为人体预期治疗量的1/2

到 2 倍。代谢物的暴露与之相对,范围是高于人体预期治疗量的 2~4 倍。数据显示兔体内原型药物代谢率大于人。30 和 40 mg/kg 剂量孕兔体内药物浓度相对差异较小,而母体毒性程度提示代谢物的毒性可能要大于原型药物。同样,仅在 30 和 40 mg/(kg·d)剂量下出现死胎,而胎仔体内检测出了代谢物。

(孟红亚译,王宏涛校)

第 6 章

在体观察与检测结果的报告

G. J. NOHYNEK

Rhôe-Poulenc Rorer, *Vitry sur Seine*, *France*

体内毒性实验中动物在体观察和检测结果通常以下列顺序描述：

1　死亡。

2　临床体征与观察。

3　体重。

4　摄食量。

5　其他在体评价,例如心血管。

6.1　死亡

死亡是最严重的毒性结果,必须谨慎描述。死亡的描述涉及动物和/或给药剂量、死亡时间、死亡前和死亡时伴发的临床所见。毒理学实验中每当死亡出现时,都必须明确是与药物相关还是与操作相关或者是其他原因导致。死亡率与剂量都应当用数值表示,例如:" 150 mg/kg 剂量下雄性动物出现 5/20 只死亡"。本部分不需要包含尸体剖检观察,但是非药物相关的死亡除外。例如:灌胃失误引起的非预期意外死亡。

如果用于血药浓度检测的卫星组动物死亡与受试物相关而非采血所致,应该在本部分描述。意外情况引发的死亡(灌胃、处置或固定动物时发生的意外)应单独进行描述,包括确定该事件偶然性的死亡前临床体征和/或证据(如尸检结果)。例如:2 只动物〔雄性 304 号(40 mg/kg)和雌性 605 号(80 mg/kg)〕分别于第 15、第

49

22 天被发现死亡。动物尸检结果(肺栓塞、支气管处有白色颗粒物)提示是由于灌胃失误所致。如果研究报告中死亡率较高,特别是化合物相关死亡和非化合物相关死亡同时存在,采用表格说明更易理解(表6.1 和表6.2)

例6.1 单剂量给药研究中死亡率详细报告的表格应用

表6.1 PP 27567:单剂量口服给药实验小鼠死亡率

动物号	组别/剂量	体征/死亡时间
♂106	对照组	第16 天活动减少、呼吸困难,第17 天死亡
♀613	50 mg/kg	死亡于第14 天采血时
♂408	500 mg/kg	第23 天鼻分泌物带血,第24 天处死
♀915	500 mg/kg	第26 天给药几分钟后呼吸困难,随后死亡

注:♀ 55 为意外死亡(尸检时发现因灌胃失误)

例6.2 重复给药研究中死亡率详细报告的表格应用

表6.2 为实验过程中4 只动物的死亡描述

表6.2 PP 27567:1 个月重复口服给药毒性实验大鼠死亡率

动物号	组别/剂量	迹象/死亡天数
♂106	对照组	第16 天活动减少、呼吸困难,第17 天死亡
♀613	50 mg/kg	死亡于第14 天采血时
♂408	500 mg/kg	第23 天鼻分泌物带血,第24 天处死
♀915	500 mg/kg	第26 天给药几分钟后呼吸困难,随后死亡

基于这些死亡情况及尸检发现(如:肺栓塞、支气管有白色颗粒物)可认为是意外死亡(♂106、♂408、♀915 为灌胃失误所致,♀613 为麻醉和/或采血异常所致)

因动物伦理原因处死的,应写在本部分,并简要描述处死原因,例如:"雄性41 号动物(24 mg/kg)第21 天处于濒死状态,被处死";或"50 mg/kg 剂量组两只雄性动物出现严重的临床症状(共济失调、抽搐),因伦理学原因处死"。但是,注意避免将伦理原因处死当作"化合物相关"的死亡。但是你可以说"在2、8 、32 mg/kg 剂量下的动物死亡数(包括因伦理原因处死的濒死动物)分别为0/10、2/10、6/10"。

在生殖毒理学研究中死亡和因伦理处死的动物较多,非预期死亡、流产后处死或因伦理原因处死的说明可以放在表格中(例6.3)。

例6.3　生殖毒性研究中死亡率详细报告的表格应用

实验第16天发现300 mg/(kg·d)剂量组1只动物死亡。第18、第19天,30 mg/(kg·d)、100 mg/(kg·d)和对照组均有流产后处死,分别为6/19、1/20和1/20。此外,发现300 mg/(kg·d)剂量组2只动物和100 mg/(kg·d)剂量组1只动物出现濒死,分别在第17、第18天处死。30 mg/(kg·d)—剂量组未发生死亡。死亡率见下表6.3。

表6.3　PP 27567:兔子母体毒性研究——死亡率

剂量组别	对照组	30 mg/(kg·d)	100 mg/(kg·d)	300 mg/(kg·d)
死亡	0	0	0	1
伦理原因处死	0	0	1	2
流产后处死	1	0	1	6
总计	1/20	0/20	2/20	9/20

6.2　临床体征与观察

本部分应首先描述药物相关性症状或行为学改变(共济失调、呕吐、瞳孔放大、自发活动减少等),然后进行一般症状的描述(脱毛、皮毛染色等)。如果可能,临床体征的发生率尽量用数值表示。临床体征描述应该包括临床症状的开始时间、持续时间、发生率、表现强度数据。体征的严重程度应该分为轻度、中度或显著/重度。然而,分级量表应只用于特殊情况。严重程度分级避免超过三个等级。如果使用分级量表,分级方法应该在正文中或表格的脚注中定义。每个体征术语均应符合临床症状辞典或各自的标准操作规程。临床体征和症状最好使用简单描述性术语,避免使用诊断性的、定义不准确或毒理学不常用的术语(见附表)。需要使用准确医学或兽医学术语的罕见临床症状应当定义,如有必要,首次出现时在正文中就给予解释。如:

·第12天1只动物(雌性707号,80 mg/kg)可见后肢麻痹(疲软),且该症状在第13～15天日益加重,第16天因伦理学原因批准处死。

·第2天发现80 mg/kg剂量组两只雄性犬(雄205,雌707)角弓反张(长期严重的肌肉痉挛引起的背部拱起、头部僵硬、四肢伸展)。

与受试物无关但出现在报告附录里的个体观察结果表格中的散发临床症状在本部分的最后一段应予说明并摒除(如果与化合物不相关)。表格有助于对多个临床体征的全面理解(例6.5)。在生殖毒理学报告中,流产的发病率可以在本部分中描述。

6.3　临床症状术语

下面是临床症状的简单列表,并不完整。但是,它包括最常见的临床症状,更加简单实用。这可以防止实验室诊断性术语过多导致潜在的使用不当。罕见临床症状的诊断用语应该在对受影响的动物仔细检查的基础上,根据具体分析进行定义。

整体外观状况

流产	流涕
溢乳	皮肤苍白(部位)
脱毛	竖毛
弓背	肌肤弹力下降
断牙	表面毛发粗糙
口鼻部棕褐色	结痂(部位,大小,外观)
发冷	鳞片状皮肤
咳嗽	肛门-生殖器污秽
黏膜变色	皮毛脏
皮肤变色(区域,颜色)	斑点牙
毛发变色(颜色)	肿胀(部位)
腹部肿胀	尾部损失(局部/完全)
唾液分泌过多	体形偏瘦
乳溢症	表面毛发稀薄
驼背	脐疝
硬度增加(部位)	会阴部溢液
牙齿缺失	皮毛湿
弥散(部位)	创伤(部位、大小、外观)

眼睛

眼损毁	针尖样瞳孔

干眼症	突眼
眼混浊	瞬膜突出
眼睑闭合(部分)	眼周发红
流泪	结膜发红
瞳孔散大	凹眼

功能

无尿	稀便
粪便无/减少	呼吸嘈杂
粪便变色(颜色)	尿量增加/减少
尿液变色(颜色)	反刍
打嗝	干呕
呼吸频率增加/下降	软便
摄水量增加/减少	呕吐
呼吸困难	

行为

攻击	对外界刺激反应不足
躁动	舔
咀嚼	趴在笼架的地板上
回旋运动	对外界刺激迟钝
头部倾斜	发声
对外界刺激反应过度	

活动/运动

运动不能	肢体跛行
抽搐	翻正反射消失
运动减少	四肢废用
四肢无力	四肢僵直
共济失调	颤抖
运动增加	

例 6.4　临床症状

自第 2 周至实验结束与给药相关的症状：150 mg/（kg·d）剂量给药所有动物和
50 mg/（kg·d）剂量组 3/4 雄性动物出现鼻部干燥和球结膜发红。此外，50、150 mg/（kg·d）
剂量组所有动物和 15 mg/（kg·d）剂量组 3/4 雄性动物瞳孔散大。以上所有症状出现在
PP 27456 给药后 15 分钟内，持续 6~8 小时。实验期间记录的其他症状在本实验室很常
见，与 PP 27456 无相关性。

例 6.5　临床症状表格

观察给药后 10 分钟内和整个实验期间出现的临床症状（运动减少和呼吸困难）与剂
量相关的发生率、严重程度和持续时间。这些症状的发生率、严重程度和持续时间总结见
表 6.4。

表 6.4　PP 27567 大鼠单次口服给药毒性研究——临床症状

剂量（mg/kg）	观察	发生率	严重程度	持续时间
5	运动减少[a]	雄：3/10	轻度	0.5~2 小时
		雌：0/10		
20	运动减少	雄：7/10	中度	1~1.5 小时
		雌：2/10	轻度	0.5~1 小时
80	呼吸困难[b]	雄：7/10	轻度	1~2 分钟
	运动减少	雄：10/10	显著	8~24 小时
		雌：6/10	中度	2~4 小时
	呼吸困难	雄：8/10	显著	10~25 分钟
		雌：4/10	轻度	5~10 分钟

注：a. 运动减少：轻度——动物运动迟滞；中度——动物困倦/对外界刺激反应减少；显著——对外
界刺激无反应，给药后动物睡眠超过 2 个小时；

b. 呼吸困难：轻度——偶有喘息；中度——喘息每分钟 1~2 次；显著——连续的喘息持续超过 1 分
钟后短暂恢复后又复发

6.4　流产（兔子生殖 Ⅱ 段/胚胎发育毒性研究）

严格地说，流产代表一个临床症状，应该在本部分报告。但是，另一方面，由于

发生流产的动物通常按照伦理应该处死,因此流产的发生率可以在死亡部分报告,也可以单独报告。然而,我的建议是,兔子生殖Ⅱ段研究中的流产最好在临床症状和观察部分报告。

例6.6 受试物相关的流产

300 mg/(kg·d)剂量组6只雌性动物,100 mg/(kg·d)剂量组1只雌性动物和对照组1只雌性动物在给药期间流产。其中300 mg/(kg·d)剂量组5只动物流产前出现体重下降,摄食量降低和排便减少,但是第6只雌性动物流产前无明显变化。众所周知,包括饮食剥夺等不良处理也会导致兔子流产(Matsuzawa等,1983)。因此,本研究中观察到的流产可能与母体状态有关,300 mg/(kg·d)剂量下PP 27567相关的母体毒性可引起流产发生率增加。

例6.7 受试物无关的流产

本实验中对照组1只雌性动物,30 mg/(kg·d)剂量组2只雌性动物和300 mg/(kg·d)剂量组1只雌性动物均发生流产。根据各组流产动物分布和给药相关性不足,可认为与PP 27567无关。

6.5 体重数据

应描述与剂量和性别相关的体重变化。通常,体重变化指啮齿类动物和兔子每组动物的平均体重值变化,以及大动物个体体重的变化,即犬和猴。两个不同对照组,如静脉注射研究包含溶媒对照组和生理盐水对照组,治疗组体重均值变化应该与溶媒对照组均值比较。大动物体重变化可以与对照组或研究开始时自身体重比较。注意清楚表达体重与体重增加值变化。总的来说,更简单的方法不是描述体增重均值的降低,而是描述实验结束或临时称重时给药组体重均值的降低。当治疗组体重有多种变化时,可以使用一个表格进行描述(例6.9)。

注意,"体重"这个术语通常被用于单个动物,除此之外也可指几组或特定的几只动物,例如,"74 mg/(kg·d)剂量组体重未受影响。PP 46567 75 mg/(kg·d)或150 mg/(kg·d)剂量组体重无化合物相关性变化"。而55 mg/(kg·d)剂量组5/10只动物出现体重下降。

例 6.8　体重数据

PP 27567 产生的剂量和受试物相关体重变化：第 29 天，给药剂量为 100 和 300 mg/(kg·d)的雄性动物体重均值降低(与对照组相比降低 −8% 和 −12%)；雌性动物分别降低 −11% 和 −16%。300 mg/(kg·d)剂量组雄性、雌性动物体重差异均有统计学意义。30 mg/(kg·d)剂量组体重无变化。

例 6.9　体重表格

表 6.5　PP 27567 大鼠 6 个月重复给药毒性实验——第 62、第 127 和第 182 天体重均值（与对照组比较均值变化的百分比）

剂量〔mg/(kg·d)〕	性别	第 62 天	第 127 天	第 182 天
5	雄性	nc[a]	nc	−3
	雌性	nc	−2	−6[*]
25	雄性	nc	−5	−9[*]
	雌性	−5	−8[*]	−12[*]
75	雄性	−9[*]	−12[*]	−17[*]
	雌性	−12[*]	−19[*]	−[b]

注：*. $P < 0.05$；

a. 无变化；

b. 第 128 天停止给药

6.6　摄食量

应根据性别和剂量来描述摄食量的变化。当观察多个给药组多种变化时，应该用表格的形式对观察结果进行描述。较小的或很初级的变化可以在正文中进行描述。啮齿类动物和兔子对比对照组的变化可以用百分比来表示。犬或灵长类动物治疗组的摄食量可以与有足够群体规模和体重均一性的对照组均值进行比较。然而，犬摄食量通常用半定量分析来描述。大动物短期(<1 个月)研究中，摄食量可以与研究初始均值或个体值相比。摄食量变化与体重变化相关联。但是注意，"摄食量"术语总是单独使用！

例6.10 摄食量——啮齿类动物

PP 27567 在所有给药组中均产生了受试物和剂量相关的摄食量降低,见表6.6。

表6.6 PP 27567 大鼠口服 28 天重复给药毒性——4 周摄食量(与对照组相比的变化百分比)

剂量〔mg/(kg·d)〕	雄性	雌性
30	-2	-4
100	-9*	-12*
300	-15*	-19*

注:*.$P<0.05$(分别与对照组均值比较)

100 和 300 mg/kg 剂量组雄性动物摄食量降低有统计学意义,而且与该剂量下体重增加降低相关联。虽然 30 mg/(kg·d)剂量组摄食量降低不能排除与给药相关,但该变化很小,且在正常参数范围内,因此认为无毒理学意义。

例6.11 摄食量——犬

100 mg/(kg·d)剂量组犬摄食量严重降低(雌性降低约 -75%,雄性降低约 -50%)。30 mg/(kg·d)剂量组,雌性动物散发的摄食量降低略高于雄性动物。100 mg/(kg·d)剂量组雄性和雌性动物体重减轻与摄食量降低有相关性。

例6.12 摄食量——兔子

1. 在给药后半段 45 和 150 mg/(kg·d)剂量组雌性动物摄食量减少,与之相对应的是体重增加降低。15 mg/(kg·d)剂量组雌性动物摄食量未受给药影响。

2. 给药期间所有给药组摄食量降低均有剂量相关性和统计学意义。恢复期各组之间摄食量接近。

6.7 心血管参数

6.7.1 心电图

心血管参数作为临床试验的可能标记物具有特殊的意义。然而,在报告犬的心电图变化时应该注意单一参数的人体临床含义(如,人"窦性心律失常"是病理性的,而犬"呼吸性窦性心律失常"就是生理性的)。常规定量变化(有没有参数或值的变化)总是先于定性变化(有没有异常节律的变化)报告。定量分析描述数值的变化。复杂和多变化应使用表格形式报告。

例 6.13 心血管参数无变化

> PP 27567 对心率、PR、QRS 和 QT 波间期均无改变。未见与给药相关的节律变化。

例 6.14 心率加快

> PP 27567 给药 2 小时后,200 mg/(kg·d)剂量组动物出现心率加快(与初始值对比增加20% ~ 30%)并伴有 QT 间期缩短(与初始值对比缩短 12% ~ 15%)。这些变化出现在给药后 24 小时内。PQ 和 QRS 波间期无给药相关改变。

例 6.15 心电图参数的变化

> 4 周时,给药剂量为 100 mg/(kg·d)的雄性犬(雄 31 号动物)心电图显示单形间位性室性早搏和一过性束支传导阻滞。但是,这些心电图变化既没有在 24 小时后观察到,也没有在 13 周观察到。室性早搏和束支传导阻滞在犬中可自发(Patterson *et al.*,1961),由于这些变化仅在一只动物检查中出现,可认为是自发病变,与给予 PP 27567 无关。

例 6.16 心率加快——表格

> 给予 PP 27567 前预试验和试验中所有组别的动物心率是接近的(范围:85 ~ 134/次)。给药期间发现,所有组别的动物在给药后 1 ~ 2 小时均出现心率加快。见表 6.7。
>
> **表 6.7 PP 27567:犬经口给药 1 个月毒性研究。给予 PP 27567 后第 5、第 35 和第 150 天 1 ~ 2 小时的心率范围(与给药前均值比较的均值增加百分比)**
>
> | 组别/剂量 mg/(kg·d) | 第 5 天 | 第 35 天 | 第 150 天 |
> |---|---|---|---|
> | 对照组 | 88 ~ 123 | 67 ~ 112 | 65 ~ 89 |
> | 0.2 | 112 ~ 165(+30%) | 105 ~ 145(+28%) | 103 ~ 154(+25%) |
> | 0.4 | 132 ~ 188(+45%) | 138 ~ 193(+51%) | 142 ~ 195(+55%) |
> | 0.8 | 176 ~ 223(+76%) | 186 ~ 221(+71%) | 170 ~ 213(+65%) |
>
> 给予 PP 27567 后 24 小时各组心率值,与对照组或初始值相比接近。

6.7.2 收缩压

非啮齿类动物标准毒性研究中,虽然主要使用收缩压来进行评估,但通常心脏收缩压和舒张压都要测量。

例6.17 给药不影响血压

给药对收缩压和舒张压均无影响。

例6.18 受试物相关血压改变

给药第21天,PP 27567 60 和120 mg/(kg·d)剂量组给药后约2小时,检测到动物血压与受试物相关性升高。60 mg/(kg·d)剂量组雌性动物,动脉收缩压均值比初始值升高约20%。120 mg/(kg·d)剂量组雄性动物相应升高20%,雌性动物相应升高32%。30 mg/(kg·d)剂量组未受受试物影响。给药后24小时,所有组别动物的动脉血压接近。

例6.19 血压值表的使用

给药后1~2小时,所有治疗组动物平均收缩压对比初始值均剂量相关性降低。实验第5、第55和第150天的变化程度类似。见表6.8。

表6.8 PP 27567:犬口服6个月毒性——各组平均收缩压与给药前比较的变化
实验第5、第55和第150天,给予 PP 27567 后1~2小时的值

组别[mg/(kg·d)]	第5天	第55天	第150天
对照组	+3.8 mm	+5.5 mm	+6.8 mm
0.5	−26.0 mm	−31.3 mm	−19.3 mm
1.0	−40.0 mm	−46.2 mm	−34.7 mm
2.0	−56.4 mm	−55.2 mm	−9.7 mm

PP 27567 给药后24小时,收缩压与对照组和初始值接近。

6.8 眼科

首先描述所有受试物相关性改变,说明这些改变的动物数量、性别和剂量。

例 6.20　眼科观察

> 　　所有观察到的病变均与动物年龄和品系相关,无毒理学意义。
>
> 　　眼底观察中对照组一只雄性动物双侧眼底色素减退。13 周,100 mg/(kg·d)剂量组一只雌性动物出现单侧轻度局灶性晶状体混浊。后面的发现为该品系和年龄的犬中所常见,可认为与药物无关。主要眼科的发现或源于胚胎学(玻璃体血管残留)或为球结膜血管变异。后一项观察在生理变化范围内,为该年龄和品系的犬中所常见。

例 6.21　眼科观察

> 　　在实验前和实验第 30 天检查中,观察发现对照组和 125 mg/(kg·d)剂量组部分动物出现玻璃体血管残留或明显的晶状体前皮质融合缝。实验结束时这些残留的胎仔结构再未观察到,因此归结为与动物幼龄有关。对照组、125 mg/(kg·d)和 5mg/(kg·d)剂量组一些雄性动物中观察到角膜基质出现乳白色囊泡。这一病变被诊断为角膜营养不良。对照组、5 mg/(kg·d)和 25 mg/(kg·d)剂量组的动物晶状体核发生微小变化。这一病变的发生率与报道中(Taradach 和 Greaves,1984)这个品系和年龄 SD 大鼠类似。这些病变无剂量相关性,且发生率在历史对照数据范围内,故可认为是自发病变。

（孟红亚译,王宏涛校）

第 7 章

临床病理结果的报告

M. Y. WELLS

Rhône-Poulenc Rorer, Drug Safety Department, Vitry sur Seine, France

S. GOSSELIN

ITR Laboratories Canada Inc., Montreal, Canada

7.1 关于数据评价

在研究数据中,对血液学、血生化和尿分析数据最难进行分析解释和报告。本指南就如何撰写这部分内容给出了建议,但并非如此就能达到清晰表达的目标。因为,完整贴切的数据评价即使对经过专门临床病理训练的人员也是一个不断学习的过程。何况我们中的很多人即使必须进行这方面工作但并没有受过专门培训,所以需要了解一些关于数据评价的基本术语。

临床病理学数据评价包括统计学的应用和各种数据比对,如给药组与空白对照组、溶剂对照组、预试验和/或历史数据之间的对比。这些方法可根据实验动物种属及周期进行选择。我们非常期望进行临床病理学数据、一般观察和解剖病理学数据相关性分析,但是这经常几乎是不可能的,因为大多数情况下从临检数据得出的分析结论都无法从其他方面获得额外支持。而且,临床病理学参数对有意义效应的解释可能比组织病理学更敏感,这就要求对临床病理数据进行尽量准确的解读。

统计学经常用于临床病理检验数据的评价,但仅靠这一种评价方法经常会造成对个别数据所致毒理学意义的误判,或者对产生更重要的受试物相关效应数据解读的忽略。例如,即使一个或几个给药组数据未在对照组范围内,而标准差很大可能导致给药组与对照组统计学上类似。而对这些个体数据的进一步分析可能真正揭示受试物相关性作用。相应地,具有统计学显著差异的数值也有可能在正常变异内,这些可在临床病理报告撰写时弱化或不表达。因此,统计学既不是确定临床病理学数据毒理学意义的唯一标准,也不是最主要标准。

用于工业毒理学安全性评价的物种,大动物(如:犬、猴、兔)产生的数据最复杂。实验中每组所包含动物只数一般不超过 5 只,这意味着统计分析的效率大幅度降低。这些动物个体差异较大,需要对其所产生的数据进行更严格的分析,包括对每只动物的原始数据进行分析。在这种情况下,个体动物数据的意义也许先于均值。

所有数据评价和报告时都应与对照组比较。对照组通常指仅给予溶剂的动物。如果有两个对照组(如:尾静脉注射实验中生理盐水组与溶剂组)时,需要报告两对照组间出现的所有差异。给药组数值应与溶剂对照组比较以区分受试物相关性作用。当给药组动物数据在实验对照组范围之外时,需要对历史数据和预试验数据(如果有)进行比较分析,以评估所见差异的意义。这并不意味着一定要报告与历史和预试验结果对比的结果,除非你质疑或更改给药组与对照组比较的解释。

大动物实验一般都进行实验前分析,而小动物(主要指啮齿类)实验则很少进行。为期 3 个月或更短周期的大动物实验,总体数据评价应考虑实验前分析数据。在需要反复抓持动物和/或重复采血的实验中,实验前采血 2～3 次可提供较为可靠的基础数据库。但是许多情况下无法获得这么如此大量的基础数据。对更长期的实验来说,实验起始和结束时动物的年龄差异使得实验前数据在受试物相关性评价中作用降低(这也并非绝对,如研究开始便将发育成熟的猴子用于实验)。

实验前分析期间,拟受试物处理组所得实验前数据应与对照组比较,评价各组间在实验开始前是否存在明显差异。实验期间和实验结束后,单个实验动物数据应与其给药前数据进行自身对照。另外,某特定组的个体动物数据可与该组给药前数值区间进行对比(如:高剂量组动物数据应与"实验前高剂量组"动物进行对比,而不是"实验前对照组")。

只有当各组试验前数据未见差异时,才可将所有组的试验前数据视为一个大的预实验参考值范围。但一般没有必要,除非每组动物数过少才这样做。

历史对照数据是临床病理学参数评价的另一信息来源。但许多临床病理学工作者仅把它用于动物驯化检疫期的评价,因为他们认为这些数据的范围太大且不能代表某一次实验所用的动物。对大动物实验中参数变化的评估,许多人更乐于用实验前数据而非历史对照数据。

使用历史数据对照时,动物的年龄与性别必须匹配。就像实验前数据在实验开始6个月后的参数评估中缺乏意义一样,6月龄动物的历史对照数据亦不能用于解释14月龄动物获得的相关数据。

有时,给药组与对照组在均值和个体数据上的差异已明确与受试物相关,但是也可能会落在历史对照值或实验前数值范围内。如果你认为这些差异不具有生物学意义,则需要以参考数据库支持你的观点。如果你认为该差异是有意义的,那么该数值即使落在对照数据库范围内,也不应该使你改变结论。换句话说,如果仅因为给药组与对照组数值落在对照数据范围内而简单地排除与受试物相关,是一种不负责任的表现。

在啮齿类动物实验中,临床病理参数的个体变异范围较小,其对照组可提供足够的数据与给药组数据的比较和评价,一般不受实验周期长短的影响。但如果实验周期长于52周,就必须要认识到各组(包括对照组)数据随年龄变化变异增加。在持续104周的长期毒性结合致癌性化药研究中,定期的临检评价贯穿整个实验。52周之后收集到的数据一般无法提供受试物相关的有效信息,因为这个阶段动物年龄相关的肾脏疾病和自发性肿瘤产生十分普遍。这些病理变化会对临床病理参数造成影响,使对给药结果的解释复杂化。因此,如果遇到此类情况,一定要警惕所得数据的"噪音干扰"。

上述数据评价最终结果是要确定给予受试物后所引起的相关变化。除了与一个或多个参照做对比,剂量相关性和/或效应的可逆性也有助于数据变化是否与受试物相关。这些问题将在本章下一节做进一步说明。

我们不妄求在此部分为读者提供临检数据评价的速成课程,只希望它能点出一些一般性原则,或者更重要的是,指出一些该数据解释的误区。在正式讲解临床病理报告的撰写之前,提醒大家:避免数据的过度解读,但是也要谨防因忽略数据而造成漏报!

7.2　数据报告

首先,在所有写作中,清晰表述是获得高质量报告的关键,同时要时刻谨记你所要面对的读者(如:对药物评价做出最终判断的监管机构,或者根据你的结论制定临床试验计划的医生等),有针对性的准备一份易于理解的报告。然后,在不省略必要信息、不影响读者理解实验结论的情况下,尽量简洁地呈现实验结果。

你想让读者关注哪些你认为重要的地方。因此,就应限制描述次要或偶发变化的篇幅、节省对其进行解释的文字。报告的主要内容应是药物相关性变化。

不管在数据评估中涉及多少背景数据(如:实验对照、历史对照)报告时通常只显示与本次研究对照组的比较。当有助于阐明结果时,可以增加与预实验数据、历史数据的相关比较。例如:给药剂量 120 mg/(kg·d),发现雌、雄动物磷排泄轻微增加(分别为对照组均值的 +30%、+20%)。该数据以预实验数据为对照,但总体还在历史对照范围内。因此,认为该变化没有生物学意义。

无论报告血液学、血生化或尿检结果,回答以下几个问题就能保证毒理学报告中本部分内容的完整性。

7.2.1 是否为受试物相关变化?

毒理学报告中,每一部分最重要的信息就是:是否存在受试药相关效应。每部分的第一段都应该先回答这个问题。如果没有受试物相关变化,简单说明未见异常;但是如果有,必须明确指出。说明该变化产生的剂量水平,是否存在性别差异。如果出现变化的(动物)数量较少,要说明该变化的程度和趋势。此外,还应确定所出现效应的统计学意义(注意:仅具有统计学意义不等同于与受试物相关),见例 7.1。

例 7.1

> 给予 PP 19875,仅 100 mg/kg 剂量雄性动物出现中度丙氨酸氨基转移酶(ALAT)显著增高(高于均值 5 倍)。

如果这是唯一的效应,完全可以在开篇进行描述。如果是多个,则需在开篇进行总结陈述,之后分段说明,或者可以在首段分条列出(例 7.2)。

例 7.2

> 化合物相关临床化学发现(与溶剂对照组均值相比)包括:
> · 100 mg/kg 剂量,丙氨酸氨基转移酶(ALAT)轻度升高(+80%)。
> · 50、100 mg/kg 剂量,三酰甘油轻度降低(不低于 -35%)。
> · 25、50、100 mg/kg 剂量,胆固醇中度升高(不高于 +45%)。
> · 25、50、100 mg/kg 剂量,尿素氮剂量依赖性中度增高(+10%、+35%、+50%)。

数据较多或复杂时最好用表格或图形、曲线的形式进行报告。使用表格时,应标注有统计学差异的值,这要比文字叙述更形象化。

首段确立观点后,就需详细描述相应实验结果进行支持。具有相关性的效应应单独一段描述(例如,指示肝脏效应的肝酶、胆固醇、三酰甘油变化应一起讨论)。一些临床病理学家无论在文本或表格中,均使用绝对值来表达参数的变化。也有些用与对照数据相比的差异(增加或减少)来量化效应。还有的通过对数值变化的定量或非定量,用程度修饰性词语(轻微、显著等)等来描述变化。这是作者对数据变化的解释,需要根据其专业科学知识反映到底发生了什么样的生物学改变。还有一些人喜欢将对照组或实验前数据放在所描述效应之后的括号内用以强调该实验中的变化。使用这种方法的前提是假设读者有足够的知识背景理解这些数据并且他的理解与你相同! 在考虑使用哪种方法时要时刻考虑你的读者是否具有一定的临床病理学知识。如果你的读者没有足够的专业背景知识,强烈建议你对结果进行定量描述。

可以使用百分比量化结果中的改变,但当变化量超过100%时就显得比较混乱,也会太考验读者的理解能力。如果有这种情况:对照组碱性磷酸酶的均值为50 U/L,高剂量为150 U/L。如果报告为"与对照组相比 +200%",那么至少可能会出现以下两种理解:

(1)对照组值的200%(200% ×50 U/L 原文此处疑有误),或100 U/L。

(2)比对照组高200%〔(200% ×50 U/L) +50 U/L〕,或150 U/L(实际高剂量值)。

读者可能会考虑这些或其他情况,不知道该如何选择。这促使他们去附表中查看高剂量的确切值。这就意味着报告达不到表达清晰的初衷。这种情况下可以使用"倍数"来表达。例如上面提到的变化表述为增加3倍,读者就只会得到一个结果了,高剂量数值为对照组的3倍。

有些临床病理学家在同一报告中联合使用不同术语对数据进行描述,如:用百分数表述化学参数,倍数表述酶与血液学指标,绝对值表述个别特例。他们如此选择的基础是对这几类指标数据的处理经验(如:因为生物学上不可能出现2倍或3倍的血清钠或氯,所以这些指标的增加就不能用"倍数"来表述)。也有人选择用一种方法量化所有参数。还有人不在文本中对结果进行量化,而是以表格呈现。自身经验和机构内的报告撰写规程会决定你所要选择的表述方法。

摄食量、体重和其他数据也要求量化,不同的作者可能以不同方式报告他们的数据。因此,建议规范毒理学报告中各部分数据的量化术语以防混淆读者。而且,

65

这还是要取决于机构内的报告撰写规程。

某些受试物相关性变化,可能被看作是给药后产生的临床副作用或组织病理学改变。这应该根据受试物效应产生的临床症状进行鉴别。例如:严重腹泻导致脱水,进而引起红细胞计数增加,血红蛋白与红细胞压积、总蛋白、尿素氮的增高及受试动物压力应激血糖含量升高。这些临床病理学发现都不是由给药直接引起的,而是由于受试物所致的临床症状引起的。这些应该在讨论完主要受试物相关效应后进行描述。

受试物相关变化不应与其他处理方法引起的变化相混淆,包括溶媒、给药方式或实验操作引起的生理反应(如多次采血引起的红细胞计数的减少)。处理方式相关的变化不能直接归因于化合物,应该在其后的结果部分讨论。

7.2.2 变化是否剂量相关,出现在哪个剂量?

最能反映受试物相关效应的是剂量相关性的出现,这是支持受试物相关的最强证据。与此密切相关的是出现毒性反应的剂量。该剂量水平必须清楚说明,而且最好用数值表达而不是"高剂量""中剂量"此类术语。

7.2.3 变化的发生率

受试物效应发生率反映指标数值在已有参考值范围外的动物数量。通常用分数表达,如 2/4 或 9/10 的动物受到影响。发生率有助于判断该效应是否与受试药相关,或进一步明确从哪个剂量开始出现。例如:假定实验中高剂量组均值发生明显变化。而与对照组相比,中剂量组只表现出轻微不同,但有个别动物数值在对照组数值范围之外。这就进一步证明了该剂量下(中剂量)动物已受到受试物影响。

只有提供重要额外信息时,才报告发生率。实际中可以这样报道:受试物处理组雄鼠出现中度到重度胆红素评分〔5 mg/kg 组 2/5(中度),10 mg/kg 组 1/5(重度),20 mg/kg 组 1/5(重度)〕,此现象在实验前尿液检测中未出现。结果见下表(例 7.3):

例7.3 发生率表格格式

表7.1 PP 75167：比格犬口服给药1个月毒性实验——第28天受试物
相关临床生化检测——百分比变化[a]和发生率[b]

参数	性别	剂量 mg/(kg·d)			
		5	10	20	40
ALP[c]	♂	–[e]	–	–	+285%(4/5)*
	♀	–	–	+223%(1/3)*	+580%(2/4)*f
5'NUC[d]	♂	–	–	–	+500%(5/5)*
	♀	–	–	+150%(1/3)*	+300%(4/4)*f
胆固醇	♂	+48%(2/3)	+48%(2/3)	+67%(2/3)	+48%(4/5)*
	♀	+40%(1/3)	+35%(2/3)	+31%(3/3)	+79%(3/4)*f

注：a.相对于对照组均值变化百分率；b.参考范围外的动物数；c.碱性磷酸酶；d.5'核苷酸酶；e.参考范围内；f.实验第15天，1只雌性动物死亡。

*.P<0.05

没必要讨论单只动物数据，除非该数据有助于说明实验结果。考虑以下情况：预计实验中会发生受试物剂量相关性贫血和血小板缺少症。低、中、高剂量的发生率分别为1/4、2/4、4/4。例7.4是在结果部分的叙述。所示信息提示0.1 mg/kg为无效应剂量。

例7.4 用单个动物数据说明结果

0.1 mg/kg组雄鼠（动物号：2003）给药第83天死亡。死因：严重贫血和血小板减少，伴有凝血酶原时间增长、纤维蛋白原降低和中性粒细胞增多。这些现象发生与弥散性血管内凝血一致，认为是永久性静脉留置针（给药途径）引起的细菌性败血症（光镜检查证实）导致。因此认为此现象与受试物无关。

7.2.4 是否两种性别均有发生？

受试物相关效应未必同时见于两种性别动物。有时不同性别之间的代谢和激素水平差异会让某一性别动物对特定的毒理学反应更为敏感或更能耐受。这些差异特别值得注意,因为这关系到受试物最终的临床实验。

7.2.5　严重性和／或发生率是否存在进行性增加?

在持续数月的长期实验中,毒性效应严重程度的进行性变化是非常值得注意的。如有必要,需要讨论该效应产生的具体采样时间。在大动物实验中,进展性变化的动物数量(发生率)也很重要,需在结果部分回顾讨论。详细数据需列表报告(例7.5)。

例7.5　长期实验发生率随时间变化表

表7.2　PP 34163 比格犬口服给药 6 个月毒性实验——受试物相关性 血尿素氮与肌酸酐增加的发生率[a]											
指标	尿素氮(BUN)						肌酸酐				
性别	♂			♀			♂			♀		
给药日期	D32	D93	D179	D32	D93	D179	D32	D93	D179	D32	D93	D179
剂量 〔mg/(kg·d)〕												
10	–[b]	–	–	1/5	2/5	3/5	1/5	–	1/5	2/5	2/5	3/5
30	–	1/5	2/5	4/5	4/5	5/5	3/5	3/5	3/5	1/5	4/5	3/5

注:a. 指标数值处于参考范围外的动物数;b. 指标数值处于参考范围内

记住有些临床病理参数会随时间的变化而自发改变(如:幼年犬碱性磷酸酶水平会递减),这些变化不应解释为与受试物相关。事实上,了解这些参数的生理性漂移有助于提高对受试物相关效应的判别能力。例如,给药组碱性磷酸酶水平稳定或增加,而对照组降低,就可能与受试物相关。

7.2.6　效应是否可逆? 部分或完全恢复? 表现如何?

在一些研究中有多个样本采集点,某些指标可能在某个采样点出现变化而在之后的取样中消失。在这种情况下,应当认真考虑这些变化是短暂的受试物相关反应,还是与受试物无关。一些散在的、一过性的变化也是值得讨论的,因为它们有可能是临床试验的重要标志物(如:肝酶水平的一过性增高,红细胞或血小板的一过性降低)。因此,即使只有一只动物发生异常变化也有可能与受试物相关(例7.6)。事先获得该化合物或同类化合物的相关信息,可以大大地帮助我们确定这些效应的意义。

例7.6　一过性变化的讨论

> 剂量为 50 mg/(kg·d)的雄性犬(No.15)给药第 3 天到 14 天,肌酐含量增加两倍(8 mg/L 到16 mg/L),第 28 天降至参考值范围内(9 mg/L)。虽然变化短暂,但该指标的增加超出本实验对照组范围及同性别年龄的参考值范围,因此认为与受试物相关。同时肾脏可见组织病理学异常。而其他数值给药组与对照组相当,且整个实验期间未发现显著差异。

在有恢复期的实验中,给药期出现异常变化的动物可以在恢复期(不给药)末再次检测。观察给药期出现的效应是否有消退趋势。通常情况下,恢复期设置的比给药期短,较严重的变化在恢复期结束可能恢复不完全,而轻度的改变则会完全恢复到参考值水平。

受试物导致的效应可能会引起额外的临床病理参数的改变。这些继发变化表明机体对该受试物效应的生物学反应。例如,给药期间总红细胞、血红蛋白、红细胞压积(主要变化)降低,而恢复期末网织红细胞数目增加(继发性反应),提示恢复现象的存在。可能的话,这两种效应的区别应该体现在报告中。

最后,恢复期结束所得数据可以用来确定或否定给药期临床病理检测所见疑似受试物所致的假设。有这样一个例子:给药第 28 天高剂量组 2/5 只猴发现轻度的肝酶升高,但高剂量平均值与对照组未发生显著差异。那么,这样的个体数据变化是否归因于受试物的直接作用? 如果这两只动物的肝酶水平在恢复期末降至参考范围内,那么我们可以自信地说,这两只动物给药期肝酶的增高是受试物所致。另外,再次重申,对受试物预期效应的前期调研会帮助我们做出判断。

7.3　结果推断

根据公司报告格式要求,可以在结果部分讨论各组结果的关联性,或在某单独部分总结。不管用什么样的方式,都要对数据做恰当的推断。可能的话,应说明以下关于受试物相关效应问题:

（1）说明受试物相关效应是药物直接效应,还是继发反应。

（2）若尝试确定一个无毒剂量,或使读者相信低剂量组所发生的药物相关性变化不具有毒理学意义(如:相对于参考值范围的严重程度、发生率)，必须澄清这些指标变化的潜在意义(如:相对于参考值范围的严重程度、发生率)。

（3）注意在体观察、剖检结果和其他数据间可能的相互性。

（4）如果可能,必须说明同类受试物是否会出现此效应,同时简单描述其机制(如果已知)。该效应是否为放大的药理作用? 这就需要用该受试物或者具有相同药理作用的化合物早期研究或相关文献来说明这种效应的意义。例如,在 PP 23369 大鼠给药 14 天毒性研究中就曾出现 20 mg/kg 组胆固醇小范围升高的现象。血钙、白蛋白与总蛋白含量增加提示出现血液浓缩可能继发于该化合物已知的利尿作用(作者,年份)。参考文献不论是否出自本机构、合同机构或是科学文献,在整篇报告中应协调一致。强烈建议:参考文献篇幅应当尽量短(如上述例子)，最后在正文后列出参考文献条目。

（5）讨论该效应是否具有生物学/毒理学意义。例如,给予 PP 11506 15 mg/(kg·d)，PT 和 APTT 有轻微变化,但不被认为有生物学意义。因为给药动物所有数值均接近或处于对照值范围内。

（6）讨论受试物对实验动物的效应是否与人体相关。特定物种对外源物质有特殊的反应方式,这些结果与人体没有或关联性不确切。例如,有关部门要求在毒理学研究中评价血生化指标磷酸肌酸激酶(CPK)和乳酸脱氢酶(LDH)。在正常动物体内这两个指标的参考范围很宽,且含量易受动物抓持和取样过程干扰。这些酶的增加在动物实验中值得怀疑,但不可预测人类的毒性作用。

受试物相关效应说明结束后,需简述各操作处理相关的效应。这部分要简短。如果你们机构报告模板规定结果与讨论部分独立分开,且观察结果不很重要,那在结果部分加以描述即可。但是,如果该操作相关改变对整个结果的解释很重要时,则需要放在讨论部分。例 7.7 ~ 7.9 列举了几种处理这些情况的方法。

例 7.7　溶剂相关效应

因为溶剂对照组发生同样变化,所以其他病理学参数的变化(尿量和尿渗透压)与受试物 PP 27567 不相关。

例7.8 给药途径继发病理效应

> 给药组与空白对照组均表现红细胞、白细胞增加,以及总蛋白、白蛋白、球蛋白、白球比(A/G)降低,这是由注射部位炎症反应引起的。

例7.9 与实验进程相关病理参数的改变

> 大鼠所有剂量组(包括对照组)红细胞计数轻度降低(雄鼠 −6% 到 −2%,雌鼠 −11% 到 −7%)是由于与采血操作仅间隔 2 天,血容量降低引起的。因为,受试物是导致总红细胞数降低的主要原因,但方法学引起的降低干扰了对受试物致红细胞计数降低严重程度的评价。

结果末尾部分,要尽量简洁地对非处理因素相关变化进行说明。如下面的例子简洁而又实用。不同组间或采样周期间存在的其他变化,虽然有些达到统计学差异,但是都接近或位于参考范围内(对照组、实验前和历史数据),且并无相应变化显示与给药相关。

结论

毒理学报告中的临床病理部分应尽量简洁且充分考虑读者的需要。在不影响理解并表达清楚的基础上,用尽最少的词汇阐述你的想法。引导你的读者,使他们能更容易地理解并接受你根据数据解读而得出的结论。

(邢兴宇译,姜德建校)

第8章

解剖病理学

T. HODGE

Rhône-Poulenc Rorer, Drug Safety Department, Vitry sur Seine, France

S. GOSSELIN

ITR Laboratories Canada Inc. , Montreal, Canada

　　常规毒理学报告的解剖病理学部分包括动物脏器重量变化,剖检结果和组织病理学结果。根据研究目的的不同(单次给药试验、生殖毒性、剂量范围摸索或探索实验),可以剔除其中的一些或全部参数。可根据实验室或公司报告撰写的要求,确定解剖病理学部分是作为毒理报告的一部分还是作为独立的报告以附件形式附加在毒理学报告中。其形式可以是分别在每一部分(脏器重量、尸检、组织病理)的结果后进行讨论或者在所有的结果后进行全面讨论。本规范的准则是清晰表述并解释实验数据,对不同来源信息的阐述应具有连贯性、逻辑性。因此,继上章临床病理分析部分后我们首先就病理解剖部分进行举例。

　　在材料和方法部分,除了列出常规需检测的组织外,还需说明剂量水平、给药周期和恢复期(如果有)器官评价、所用的特殊方法(组织化学、电镜、免疫细胞化学、形态计量学等)。可以附有同行评议的文件。

　　一般来说,此部分结果表述顺序为脏器重量、尸检,然后是组织病理学。应尽量明确哪些效应是药物相关的,哪些是由溶媒或给药操作引起的。避免对自发现象及干扰现象过于细化的描述,以免混淆读者。如果某些动物自发的病理现象影响了对药物作用的评价或者因给药而造成这种病理现象加重,需要做出说明。如果对每一部分的结果分别进行讨论,需要在合适的部分对相关内容进行综合分析(如笼旁观察、临检结果和脏器重量变化三者间的相互联系),在其他部分稍作提及即可。

8.1 脏器重量

脏器重量的变化是指用百分数表示的处理组与对照组的绝对和相对脏器重量差异。因为体重已经作为笼旁观察部分的指标出现,此处只用作解释脏器重量变化。如果动物体重变化明显,在做脏器相对重量时用脏/脑比优于脏器/体重系数。大动物与小动物相比个体体重变异大,用相对脏重比绝对脏重更能说明问题。因此如果是大动物,表格内容应包含相对脏重。当多个器官脏重发生变化且变化较复杂时应用表格进行归纳。实验期间异常死亡动物应取脏器并称重,这有助于发现动物死因,但应单列出来,不参与最终的均值计算。

结果部分应先描述化合物的相关变化,如果没有受试物相关变化,单纯说明没有发现脏器重量方面的受试物相关效应就可以了。如果有受试物相关变化,不论是否具有统计学差异,都应在首句进行说明(例8.1)。然后说明是脏器的绝对重量还是相对重量发生了变化,或是两者都产生了变化。对差异的描述应以与对照组平均值增加或减少的百分比表示。如有需要,注意以下几点:

- 是否具有剂量相关性? 如果是,从哪一剂量开始? 经常出现的情况是,脏器数据变化轻微,不具备显著性,不引起注意,但当高剂量化合物表现出了明确的受试物相关效应时,这种轻微变化预示脏重变化趋势的开始。

- 有无显著性? 一般情况下,如果有剂量相关性,在较低剂量组别可能没有统计学差异。因此,不能只靠是否统计学显著来判断药物作用。

- 是否有性别差异? 如果只发生在一种性别,尝试寻找该变化与其他实验指标的相关性。换言之,临检参数或是病理学发现可能会证实是否是药物相关。

- 每一剂量/性别下发病率? 这部分虽然通常不用写在报告里,但有助于解释结果和分析剂量相关性。如果多个器官受影响且变化复杂,需列表进行说明。

例8.1

受试物相关脏重变化出现在 10 mg/(kg·d)雄性动物和 25 mg/(kg·d)雌、雄性动物肝脏及 25 mg/(kg·d)雌、雄动物睾丸。

与溶媒对照组均值相比,10 mg/(kg·d)和 25 mg/(kg·d)剂量雄性动物肝脏绝对及相对重量呈剂量相关性增加且具有统计学意义(分别为 +20%、+40%)。雌性仅 25 mg/(kg·d)剂量肝重增高(+30%)。此外,25 mg/(kg·d)剂量雄性动物睾丸绝对重量及相对重量比对照组下降（ - 25% ）。相应病理结果是肝细胞肥大、双侧曲精小管萎缩。其他脏器未发现受试物 PP 27567 相关性变化。给药组与对照组间亦有其他脏重或脏器系数存在统计学差异,但这类变化比较轻微、没有剂量相关性或仅出现在同种性别且没有形态学结果支持,故认为这些差异是偶发的;与受试物并无相关性。

- 脏器重量的变化是否源于动物体重的变化?
- 如果有恢复期,是部分恢复还是完全恢复?
- 一些值虽然明显超出对照范围,但不认为是受试物相关效应,和(或)具有病理意义,需要用一到两句话简要说明。阐明已知原因或描述如下:可见一些个体间的脏重有差异,但认为是偶发性反应,因为其数据分散且没有形态学佐证,也没有性别或剂量相关性。如果脏重变化数量不多,为有助于读者理解,可个别提及。
- 每组的动物数、正常的群体变异、取材时组织的修切、剖检时放血程度都可能会对脏重造成影响。如果认为这些操作影响到结果的评价,应加以描述。

在脏重部分的最后一段(RDRD 结构)或是最终讨论部分(修正版 IMRAD 结构),数据分析应透彻,如果可以,应能够解释以下问题:

- 临床观察、临检数据、大体和显微病理等各部分间是否存在关联? 关于各部分结果,这些应该加以论述。
- 是否存在无效应剂量? 如果实验目的是确定无效应剂量,而最低剂量组仍有剂量相关发现,那么要明确该剂量下的毒理学意义(最小发生率和/或严重程度、历史对照范围等)(例8.3)。
- 是否是受试物已知药理活性作用的结果? 比如,具有酶诱导作用的受试物可能会导致肝重增加(例8.2)。

例8.2

表8.1 PP 27567 大鼠经口给药 6 个月毒性实验——相对脏重变化[a]

器官	雄			雌		
	50 mg/kg	100 mg/kg	200 mg/kg	50 mg/kg	100 mg/kg	200 mg/kg
肝(变化百分率)	+ 12[*]	+ 15[*]	+ 36[*]	+ 16	+ 22[*]	+ 42[*]
发生率	4/10	7/10	9/10	6/10	8/9	10/10
肾上腺(变化百分率)	+ 37	+ 25	+ 19	+ 10	+ 7	+ 5

器官	雄			雌		
	50 mg/kg	100 mg/kg	200 mg/kg	50 mg/kg	100 mg/kg	200 mg/kg
发生率	3/10	3/10	4/10	2/10	1/9	2/10
心(变化百分率)	—	+8	+20	—	—	—
发生率	—	—	2/10	—	—	—

注：*. $P < 0.05$；

a. 给药组均值与对照组均值相比较

与 PP 27567 给药相关：

- 雌、雄大鼠50、100 和 200 mg/(kg·d)剂量肝系数剂量相关性增加(发生率和严重程度)。雌雄动物肝绝对重量剂量相关性增加(雄性：+15% 至 +35%；雌性：+16% 至 +42%)。
- 仅雄性大鼠在 50、100 和 200 mg/(kg·d)剂量肾上腺的绝对及相对脏重增加。
- 仅雄性大鼠在 100 和 200 mg/(kg·d)剂量心脏绝对及相对脏重增加。

三个剂量组肝重较高者均伴有肝细胞肥大，而肾上腺的变化伴有肾上腺皮质束状带的弥漫性肥大。个体动物心脏重量变化处于对照动物的变动范围内，认为不具有毒理学意义。心脏重量的增加可能是由于药物药理作用引起的心动过速(见临床观察部分心血管指标)。

例8.3

表8.2　PP 27567 给药 6 个月雌性大鼠平均肝重增加量[a]

剂量〔mg/(kg·d)〕	5	20	80
变化百分比	+8	+22[*]	+32[**]
发生率	2/10	5/10	10/10

注：*. $P < 0.05$；**. $P < 0.01$；

a. 给药组均值与对照组均值比较。

注意：相对肝重有相同变化趋势

显微镜检未见与肝重增加有关病变。5 mg/(kg·d)剂量下 2/10 动物肝重轻微增加，可认为无毒理学意义。

8.2 剖检

大体观察可以初步判断受试物相关损伤和其他损伤(皮肤损伤、注射部位损伤等)的程度,最好进行简要描述(例8.4~8.7)。如果没有受试物相关发现,可简单说明。若有,则要具体说明哪个组的哪个性别各有几例。注意将大体观察和一般临床观察和显微镜检联系起来。用一句话或一段文字对非受试物影响的大体观察做简要说明。不要过分进行细节描述,最终的诊断结果应以光学显微镜检查为准。

例8.4

> 所有受试物处理组动物注射部位皮肤损伤(肥厚/肿胀、糜烂/溃疡、渗出、颜色变深、水肿),提示该受试物皮下给药具有刺激性。

例8.5

> 大体观察结果显示,仅10 mg/(kg·d)组动物睾丸和胸腺出现受试物相关性变化。该组10只雄性动物睾丸及胸腺均较小。这与病理结果睾丸退化和胸腺淋巴耗竭相一致。恢复期结束4/5雄性动物睾丸仍较小,但胸腺不存在差异。其他大体观察结果属于偶发或自发现象,与受试药 PP 27567 无关。
>
> 在形态学描述之后是死亡率和大体观察结果(例8.8~8.11)。按照公司原则,这部分应属于临床观察部分,是毒理学与病理学综合结果。如果实验中无死亡,应说明动物存活至实验结束。若实验期间出现死亡,应该说明是否与受试物相关。若存在灌胃失误导致的实验终点前动物死亡,应该说明并附病理报告证实是灌胃所致。这些动物的数据将不做参考。若出现多只死亡,注明每组死亡动物只数并分析原因。

例8.6

> 受试物相关的大体观察结果描述如下:
> - 200 mg/kg 剂量出现消瘦(雄2/5,雌1/5)。
> - 200 mg/(kg·d) 剂量可见心包水肿、胸腺脂肪化(雄2/5,雌1/5)。
> - 200 mg/(kg·d) 剂量可见胸腺较小(剂量雄4/5,雌3/5)。
> - 200 mg/(kg·d)(雄3/5)和100 mg/(kg·d)(雄1/5)剂量可见脾增大。
>
> 这些结果是由于贫血和体重下降所致(见临床观察和临床病理部分)。

例8.7

大体观察肝脏和睾丸可见受试物相关性变化。25 mg/(kg·d)剂量肝脏增大(雄 13/20;雌 9/20)。25 mg/(kg·d)剂量组 14/20 只雄鼠睾丸小且软。以上大体观察与显微镜检的相关性在病理部分进行描述。其他大体检查结果属于该年龄 SD 大鼠常见偶发现象。

例8.8

实验期间 4 只动物死亡,分别是 50 mg/(kg·d)雌性动物 2 只,100 mg/(kg·d)雄性动物 1 只和 200 mg/(kg·d)雌性动物 1 只。50 mg/(kg·d)组 2 只雌鼠(91 号:发现时已死亡;100 号:发现时濒死)属于灌胃失误所致,这与大体观察结果一致(表 10)。其他导致动物出现不良状况而需要被剖杀的原因,从大体观察和显微镜检结果均无法确认。

例8.9

200 mg/(kg·d)雌性动物(38 号)在实验第 8 天死于胃肠道内广泛性出血。胃溃疡是造成出血的直接原因,继发于严重的反复呕吐和干呕。Emesis 早期报道过当灌胃给予大剂量该化合物时,动物死前常出现钠氯电解质紊乱。

例8.10

仅有 1 例动物在实验期间死亡,10 mg/(kg·d)剂量雄性动物(034 号)死于实验第 27 天。肾、肺、肝、脾的大体观察与显微镜检一致,出现急性肾小管坏死、肺水肿、肝脾充血和出血。虽然这些因素可以促成动物的死亡,但并不是其直接原因。不认为这些病理变化与受试物相关,因为该现象是孤立发生的,也不具有剂量关系。

例 8.11

濒死动物大体观察结果如下：

- 500 和 1000 mg/(kg·d) 剂量大鼠鼻周皮毛呈棕红色。
- 500 mg/(kg·d) 雌性动物和 1000 mg/(kg·d) 雌雄动物下腹部皮毛呈黄绿色或棕红色。
- 500 和 1000 mg/(kg·d) 剂量雌、雄动物胃部均出现糜烂/溃疡。
- 500 和 1000 mg/(kg·d) 剂量雌、雄动物均出现胸腺体积变小。

显微镜检证实胃溃疡损伤的存在。胸腺脏重下降和镜下胸腺淋巴耗竭与其体积缩小相一致。这些非特异性病变常出现于状态较差的大鼠。

8.3 组织病理学

毒理病理学工作者们的主要职责是鉴别和描述受试物引起的实验动物组织的显微变化。这些变化需要与临床观察、临床病理参数和脏重改变联系起来进行考虑，其毒理学意义要考虑到上述变化与动物体内药物暴露量的关系。这些数据应便于毒理病理学培训和经验不足的读者理解。因此，组织病理学结果的书写应富于逻辑且清晰、简洁、准确。

撰写本书时，美国毒理病理学会和德国工业毒理学动物数据登记处正在进行毒理病理学规范用语的繁重的整理工作。回顾历史，病理学用语往往很复杂、混乱，有时还含糊不清且具有主观倾向。病理学家之间也会因为术语的使用产生争议，更不要说非病理人员在面对充满陌生（偶尔"恐怖"）词汇文本时的困惑了。监管部门的生物学家或药理学家也有可能是病理报告的读者，但他们往往已远离自己的专业，只是用病理数据变化对人类的风险进行评估。

准确的诊断用语需要机构内讨论确定，目的是为统一病理学家的意见。为确保同一机构内病理工作人员使用相同的术语描述病理发现，书写规范报告和创建历史数据库时有必要使用统一词汇。诊断类型没必要面面俱到，可以把近似的病理现象糅和在一起。这在长期实验中尤为重要，因为期间会产生大量数据。对于一些特定的细胞，增生与肿瘤的界限不很明确，所以对两者进行区分十分重要。当致癌性研究中增生或肿瘤可能是受试物相关效应时，为了统计方便，有必要对各病变程度的阶段进行合并及分开确认（增生，良性、恶性肿瘤）。这就需要严格介定三者的形态学界限。

规范严重性程度（如轻微、轻度、中度、显著）和分布情况（如灶性、多灶性、局部扩散、弥漫性、单侧或双侧）的描述性用语。为降低主观因素影响，病理结果的严重程度应与其整体毒性进行对比分析,最终获得达到风险评估的最佳结论。

组织病理学部分应先陈述受试物是否产生某种效应。如果有,说明效应产生的器官、性别、组别。如果效应部位较多,列出效应靶器官并在随后的段落或语句中进行描述(可使用表格)。应集中于描述化合物相关病变,避免过多过细的病理学描述。

首先描述造成靶器官效应的剂量,各剂量组雌、雄动物数和相关变化(例8.12和例8.13)。按照器官的相对重要程度排列,如肝脏优先于哈氏腺。如果有恢复期,应说明损伤是否恢复;若有恢复,是部分恢复还是完全恢复(例8.12)。

例8.12

> 1 mg/(kg·d)和5 mg/(kg·d)两组动物在实验末期出现受试物相关多器官病理变化。这些变化包括两个剂量均出现骨髓细胞减少;5 mg/(kg·d)剂量睾丸生精小管出现灶性或多灶性萎缩,个别精母细胞坏死;两剂量均出现唾液腺、泪腺单个细胞坏死和有丝分裂数目增多。所有这些病变认为与该化合物的抗有丝分裂有关。4周恢复期后,仍存在处理因素相关病变的部位是睾丸、附睾和泪腺。

列举出受试物相关变化后,对所有器官变化进行叙述。使用确定的诊断术语,时刻谨记报告的多数读者不是病理专业人员。对损伤进行描述时,用一到两句话说明损伤的分布和程度。描述分布的术语:局灶性、多灶性、弥漫性、局部广泛性;严重程度术语:轻微、轻度、中度、显著、严重。即使损伤的发生率没有增加,其分布与严重程度也可用于判断是否与受试物相关。换句话说,量效反应需综合考虑分布、严重性和发生率三方面情况。如果在病理确诊或补充初步结果的实验中使用了特殊方法,如组织化学、电镜等,需要做出说明。

每一项病理结果都需简要描述与脏重、大体检查和处死前检查任何可能存在的相互关系(临床观察、临床病理、毒代动力学)。

如果可能,可用受试物已知药理性质解释研究结果。按照机构内部原则,这部分应放在讨论部分,而不是结果中。这有助于表明自己的观点,还可以弱化某些实验结果。如果这些实验发现符合同类受试物预期结果或继发于过度的药效学反应,应做相关解释(例8.13)。

例 8.13

　　本实验发生的受试物相关变化主要体现在 25 mg/(kg·d) 剂量的肝脏、甲状腺和睾丸；10 mg/(kg·d) 剂量的睾丸。25 mg/(kg·d) 剂量 10/20 雄性动物和 7/20 雌性动物出现肝小叶中心细胞肥大，包括体积增大和胞质红染细胞增多。程度表现为雄性动物从轻度到中度，雌性动物轻微至轻度，并伴有肝重增加。早前曾有报道称 PP 27567 会诱导肝微粒体酶活性增加，这可能是导致肝小叶中心细胞肥大的原因 (参考文献)。

　　25 mg/(kg·d) 剂量 8/20 雄性动物和 5/20 雌性动物发现多发性弥漫性甲状腺增生。其特点是柱状上皮细胞内侧附着新生小囊泡，细小的空泡化胞质包绕着嗜碱性胶质。此现象通常伴随肝小叶中心细胞肥大，与药物诱导肝微粒体酶活性增加而引起的肝脏甲状腺激素清除率变化相关。

　　最后，25 mg/(kg·d) 剂量雄性动物 (13/20)、10 mg/(kg·d) 剂量雄性动物 (7/20) 睾丸生精小管萎缩退化。其特点为一些小管内精母细胞变性，其他小管内存在明显的生殖细胞缺失和睾丸支持性细胞形态异常。这些变化的程度和分布具有明显的剂量相关性 〔10 mg/(kg·d) 剂量:轻微、灶性;25 mg/(kg·d) 剂量:轻度、多灶性〕，且与睾丸重量降低和大体解剖观察其体积变小、质地变软〔25 mg/(kg·d)〕一致。

　　其他显微检察结果属于偶发或自发现象，与受试物无关。

　　因给药途径，实验方法或溶媒导致的损伤应集中用一到两句话简要说明。比如皮下或静脉给予刺激性药物导致的炎症损伤、眼眶采血造成的眼球损伤等。

　　一些情况下，某些病理现象并不代表人体反应或与人相关性极小，如继发于微粒体酶诱导的大鼠甲状腺滤泡上皮细胞增生。或者也有可能只局限于某一特定物种。任何已知种属特异性信息都会有助于人们区分与受试物的相关效应。对此类现象的解释应当参考一些资料。

　　最后简单描述非药物相关病理发现。说明其非药物相关的理由 (具有与对照组相同的发生率;该品系动物常见现象、偶发或自发现象;进行性的;动物捉持造成的等。例 8.14)若自发性病理现象干扰受试物诱导的损伤评价，应做出说明 (例 8.15)。

例 8.14

　　实验未发现受试物相关性变化。所有显微镜检发现，或与静脉穿刺有关，或与眼眶取血有关，或属于该年龄 SD 大鼠常见偶发或自发现象。

例 8.15

> 与 PP 27567 给药相关病理现象包括:50 和 250 mg/(kg·d) 剂量组出现中度至显著肾
> 小管扩张,肾脏嗜碱性、退化(发生率分别为:4/6 和 10/10)。10 mg/(kg·d) 剂量组出现
> 2/6 例肾小球病变,但程度较轻微。一些动物病理结果发现为自发性肾脏损伤(肾间质炎
> 症),包括对照组;该自发性损伤对肾病理结果的解释造成了干扰,尤其是低剂量组。

8.4　致癌性研究结果的报告

在写致癌性研究结果报告时应谨记首要的目的是鉴别受试物相关肿瘤和组织
增生。也有可能出现非肿瘤性病变,这可能在之前的短期研究中已经得到验证。
这时需要在肿瘤和增生部分对此进行简要讨论,给出相关参考资料。沿着这些思
路,会发现延长给药时间后一些药物不良反应是由放大的药理作用引起的,也需简
要讨论。

致癌性实验报告中临床病理和器官重量部分可写可不写。如果写,就应当对
前期研究进行概述。通常需要检测的临床病理学指标是血常规,尤其在药物疑似
具有血细胞系抑制或刺激作用时。

动物死亡原因一般放在致癌性研究报告组织病理学部分(例 8.16)。说明濒
死动物的主要死因,如大鼠垂体瘤或自发肾脏疾病,列出各组发生率比例。说明各
组间不明原因死亡动物数量是否具有可比性。

组织病理学部分应以是否发现受试物相关肿瘤或增生作为开始(例 8.17)。
若发现肿瘤,应在首段进行肿瘤及其相关脏器的描述。然后用简单的一整段阐释
每一肿瘤情况、统计学意义和伴有相关的器官组织增生时的发生率。任意特定器
官的肿瘤都需要以下述报告组合的方式进行讨论。

(1)恶性肿瘤数目/组/性别。

(2)良性肿瘤数目/组/性别。

(3)良性、恶性肿瘤总数。

(4)增生性变化总量,即恶性肿瘤 + 良性肿瘤 + 相关的增生性病变。

肿瘤或组织增生的原因和意义可以在病理结果部分进行讨论,也可以放在最
终的讨论部分,根据机构内部格式而定。

(1)受试物是否导致原发性肿瘤的增加。

(2)受试物是否影响临床可见肿块的数量及肿块与病理结果的相关性。

（3）全身性肿瘤的数量，即淋巴瘤、组织细胞肉瘤。

（4）恶性肿瘤总数。

（5）单个器官的肿瘤发生率。

（6）受试物是否影响肿瘤出现的时间。

例8.16

比较实验期间对照组与给药组死亡或濒死动物数量。给药104周内实验期间死亡217只（72.3%）雄鼠和187只（62.3%）雌鼠。对照组1+2与给药组死亡或濒死动物安乐死处置的动物，雄鼠为〔5、15、45 mg/（kg·d）〕:65%、76.7%、75%、73.3%、71.7%;雌鼠为:55%、63.3%、56.8%、66.7%、70%。死亡或濒死原因均常见于SD大鼠，包括垂体瘤（各组常见原因）、肾小球疾病、乳腺癌。另外，各组不明原因死亡动物只数接近，包括对照组。

例8.17

PP 27567 45 mg/（kg·d）剂量组雌性动物嗜铬细胞瘤（大鼠常见肾上腺良性肿瘤）数目轻微增加（$P=0.043$）有关。该剂量下嗜铬细胞瘤发生率为10.3%，较对照组（2.5%）增加，比相关文献报道也略高。所以，认为该病理现象与受试物相关，而且其结构类似物具有同样效应。

由于髓质增生症和嗜铬细胞瘤的区别往往不清晰，两者为同一病变的不同阶段，因此，两者之和作为总的髓质增生病变。45 mg/（kg·d）剂量雌性动物发生数量相加后同样较对照组大。雄鼠总的髓质增生病变数目与对照组相当。另外，同时有嗜铬细胞瘤和灶性髓质增生的大鼠的双侧肿瘤和发病率并未增加。灶性髓质增生是小髓样细胞的集群，这些细胞颜色比周围细胞深且细胞核较大。灶性髓质增生一般不压迫相邻肾上腺皮质。各组嗜铬细胞瘤形态学近似，但大小不等，小的肿块轻微压迫周围髓质和皮质，仅比灶性髓质增生略大;大的肿块会将皮质挤压成单层薄细胞，是常见于肿瘤的一个极点。所有大小的肿瘤均可偶见血管扩张、充血或出血。

虽然大多数45 mg/（kg·d）雌鼠的嗜铬细胞瘤均发现于死亡或濒死动物，但并不认为是动物非计划死亡的原因。没有证据表明这些嗜铬细胞瘤属于恶性肿瘤，且这些荷瘤动物没有出现除垂体腺瘤外的多发性内分泌腺瘤。本实验中雌性大鼠垂体腺瘤发病率约93%，包括对照组在内各组发病率相当。

其他两种肿瘤（肝细胞腺瘤和雄鼠睾丸间质细胞腺瘤）的发生率也具有统计学差异，但明显与PP 27567给药不相关，属于偶发现象。肝细胞腺瘤是该种系大鼠极为常见的肿瘤，本实验中雄鼠的发生率与对照组有差异($P = 0.048$),但增加幅度很小。雌鼠中肝细胞腺瘤发生率的显著变化仅出现在 5 mg/(kg·d)剂量(F 检验,$P = 0.05$),在 15 和 45 mg/(kg·d)组剂量未发生相应量效反应。睾丸间质细胞腺瘤并非常见肿瘤类型,仅 15mg/(kg·d)剂量雄鼠 F 检验出现显著性差异($P = 0.05$),这被认为是偶然性增加。45 mg/(kg·d)剂量雄鼠未见该病理现象。

　　未见其他与受试物相关肿瘤或非肿瘤病变发生率增高。原发性肿瘤(良性、恶性或二者相加)总数和给药组荷瘤动物数量与两个对照组相当。另外,PP 27567 对临床可见肿块数量、个别器官肿瘤发生频率和肿瘤发生时间无影响。

　　本实验其他病理发现均认为是自发或偶发现象,属于 SD 大鼠长期实验对照组常见现象。这些病变在对照组与给药组的出现频率相当,不认为与 PP 27567 给药相关。

(邢兴宇译,姜德建校)

第 9 章

发育与生殖毒理学

R. L. CLARK

Rhône-Poulenc Rorer Research and Development, Collegeville, USA

G. COPPING

Rhône-Poulenc Rorer, Vitry sur Seine, France

9.1 简介

　　本指南中毒理学研究报告撰写的原则也同样适用于发育与生殖毒性研究报告的撰写。一如其他报告,发育或生殖毒理学报告也应尽可能地使读者易于理解研究的设计、结果和解释。报告撰写者需谨记:人们一般不会通篇阅读整个报告,而会参考它去回答一些特定的问题。所以报告的每一部分都要力求清晰、完整。而且应该认识到,大多科研写作中都应体现作者自己的观点。报告应体现作者对所有数据和受试物相关信息都进行了认真思考并给出了合理解释。报告撰写者的工作就是让读者信服他的解释。

9.2 专业术语和定义

　　要理解发育与生殖毒理学研究中的术语,首先要了解实验动物的发育与应用相关信息。这部分我们主要讨论生殖毒理学报告中使用的专业术语。见表9.1。

9.2.1 合笼与交配

　　啮齿类动物的受孕一般是将雌、雄动物合笼过夜或持续合笼,直至观察到交配证据为止。啮齿类动物通常在夜间交配,排卵与受精发生在次日早晨。在雌性动物阴道内发现精子或阴栓是交配行为产生的确凿证据,但在笼具内发现阴栓不能确定是否发生交配行为。交配证据发现的当天定义为妊娠第 0 或第 1 天(本章中按第 0 天处理)。不论雌兔是自然交配还是人工授精,几乎所有的实验室都将这天(交配或受精日)作为妊娠的 D0。

9.2.2 胚胎发育

胚胎发育(胚胎形成)时期是以受精至第二腭(硬腭)闭合阶段(小鼠第 15 天,大鼠第 16 ~ 17 天,兔第 19 天),之后胚胎可称之为胎仔。胚胎形成包括主要脏器的形成期,一般认为这个阶段开始于受精卵着床(兔和啮齿类动物妊娠第 5 ~ 6 天)。如果不细分到胚胎或胎仔期,可用"孕体"或"胚胎-胎仔"阶段来表述。分娩(自然生产或剖腹产)后啮齿类动物的胎仔被称作"幼仔"。

9.2.3 对妊娠的影响

对孕体影响(发育毒性)有多种。受试物可能会导致孕体死亡(吸收)、胎仔重量变化或先天异常。在某些动物(例如兔)妊娠期内,孕体可由于孕体死亡或母体毒性过大而被排除体外(流产)。

畸形和变异是两种范畴的先天异常。畸形的发生率往往很低,却对动物产生影响大且具有不可逆性,变异则不同。对于先天异常畸形或变异并没有统一的分类标准(例如,波状肋和多余肋)。而且,还有其他不完全骨化表现可同样提示是典型的发育延迟。

表 9.1 生殖毒性专业术语

优先用语	备选用语	定义
合笼	同笼	雌、雄动物共养于同一笼具内直到检测出交配证据的阶段
	交配	
	配对	
孕体	胚胎	胚胎或胎仔
	胎仔	
	着床	

续表

优先用语	备选用语	定义
发育毒性		诱发成年前动物不良反应
胚胎		受精至硬腭闭合阶段的孕体
胚胎-胎仔毒性	胎仔毒性	器官形成期孕体的不良反应
胚胎毒性	胚胎死亡	胚胎发育时期孕体的不良反应
受精	受孕	精子与卵子结合
胎仔		孕体从第二腭闭合至分娩时期
配子(精子、卵子形成)		配子的产生与成熟
妊娠	孕期	母体怀孕时期
着床		胚胎吸附于子宫内壁
哺乳期雌性动物	母体	育仔母体
同窝动物		同母的所有幼仔或孕体
已交配	繁育 成功交配	有交配证据(阴道内发现精子或阴栓,有时阴栓在笼具上)的雌性动物,易与合笼混淆
分娩	出生	
着床后丢失		着床后胚胎或胎仔死亡
出生后	哺乳	指出生后幼仔
产后	哺乳,分娩后	指分娩后母体
孕期雌性动物	母体,怀孕的雌性动物	子宫内孕有胚胎或胎仔的雌性动物
着床前丢失		胚胎在着床前死亡,通常表达为黄体计数或黄体百分数
幼仔	$F_1(F_2)$代,新生幼仔,子代	性成熟前啮齿类子代
吸收率	胎仔损伤 着床后丢失 宫内死亡 宫内死亡率	死亡孕体吸收发生率;可按形态学细分为早期和晚期
畸胎		诱导型结构上的畸胎
离乳		幼仔与母亲的分离

译者注:此表格部分内容(英文词汇的用法)不完全适用于中文报告的撰写

该领域早期的研究者专注于先天畸形(畸胎学)的研究。畸胎较之流产具有更加巨大的临床和社会影响,而且往往不易检测。在反应停事件(成千上万的婴儿出生伴有严重的药源性先天缺陷)后,人们更加重视对畸胎的研究。因此,生殖毒性(II段)研究在数十年内均指致畸胎研究,即致畸物质的研究。

最近,人们更加重视胚胎-胎仔毒性终点的研究,胎仔体重、胎仔死亡和非畸形缺陷。这些变化反映了人们对于该领域的一些认识:第一,胎儿死亡可能是畸形的严重后果。因为,药物介导的对发育的影响可能存在种属差异,这就提示了对其他种属动物有潜在的致畸作用。第二,目前已经明确动物畸形可继发于母体毒性,因此并不是所有的致畸作用都提示人类有严重风险。第三,虽然受试物引起的变化发生率的增加或降低并不是"致畸"作用,也提示对发育的严重影响。第四,因为目前尚没有统一的"致畸"的定义。所以,为了避免混淆就用胚胎-胎仔毒性或发育毒性来代替致畸性。但是,要对特殊不良发育影响的性质做风险评估。

胚胎-胎仔毒性研究的处理阶段与主要器官的发育阶段一致,对子宫内容物的检查在妊娠末期。有时妊娠末期观察到的诱导毒性作用发生时间可以从毒性效应的类别进行推断。例如,心血管系统畸形或早期吸收胎只会在胚胎时期被诱发。因此,可推断该毒性效应为胚胎毒性。然而,经常难以推断毒性发生在胚胎期还是胎仔期。例如,通常难以确定什么时间诱发了胎儿体重下降,或者晚期吸收胎发生在胚胎晚期还是胎仔早期。即使明确胎仔死亡出现较晚(实验结束前),但是导致胎死的损伤可能发生在整个胚胎期。因此,"胎仔毒性"不能直接等同于胚胎-胎仔毒性研究,除非还进行了其他实验。总之,一般将妊娠末期观察到的对孕体的影响叫作胚胎-胎儿毒性或发育毒性。

9.2.4　出生前、后毒性

发育,特别是脑的发育会持续至出生后的早期。妊娠期及哺乳期的毒性作用会出现在F_1代成年动物身上。因此,出生后观察到的毒性作用可被称为发育毒性。例如,处理开始于受精卵着床并持续到整个哺乳期,因此,生长发育迟缓、反射发育和发育标志延迟、行为学测试异常都可以认为是出生前、后发生的发育毒性(见下述研究定义)。所以,明确描述在妊娠期出现的发育毒性(例如:在新生儿上观察到的毒性效应)时,用"胚胎-胎仔毒性"表述比"发育毒性"提供的信息更加具体化。

9.2.5　多阶段、多代

因为涉及多个阶段和多代动物,撰写生育力研究和出生前后毒性研究的报告,较一般毒性研究更加复杂,例如,在生殖毒性研究中,包括亲代 F_0 合笼前、合笼、妊娠期不同阶段和两代动物:亲代(F_0)和子代(F_1)。在出生前、后的毒性研究中,包括亲代(F_0 雌性动物)妊娠期和产后哺乳阶段;子代(F_1)的断奶前后、合笼、妊娠,某些情况下包括产后哺乳期。许多参数的测定是根据发育阶段和不同代而特定的。在生育力研究中,处理组包括 1 或 2 个性别动物。若雌、雄动物均进行处理,且合笼比例为 1∶1,那么两种性别动物生育力与交配行为的结果应该相同。

9.2.6　研究定义

生殖毒性研究的细节设计,需要遵循相关法规指导原则。一般来说,这类实验应包含性成熟成年动物的(药物)暴露和所有的发育阶段(配子的产生、妊娠至子代性成熟)。综合这些研究结果会得到受试物对整个生命周期(亲代至子代受孕)的急性和延迟性影响。为了方便,整个生殖周期被划分成不同阶段。按照指导原则要求,生殖毒性研究必须确保化合物给予涵盖以下各个阶段(表 9.2)。根据 ICH 指导原则要求,这些阶段被合并到 3 ~ 4 类研究中,替代了原来以给药阶段进行类型划分的相似原则(生殖 Ⅰ 段、Ⅱ 段、Ⅲ 段)。下面简要介绍了新标准的研究类型。

表 9.2　生殖周期的各个阶段

阶段	生殖阶段
A	交配前至受孕
B	受孕至着床
C	着床至硬腭闭合
D	硬腭闭合至妊娠末期
E	出生至断奶
F	断奶至性成熟

生育力与早期胚胎发育(Ⅰ段)

通过对雌、雄动物交配前、交配期至受精卵着床做预处理来评价毒性作用。评价雌性动物发情周期、排卵、着床和胚胎着床前发育。组织病理学方法无法评价雄性动物生殖器官功能方面的缺陷。

胚-胎发育(Ⅱ段)

研究目的是检测对妊娠期雌性动物和胚-胎发育的毒性反应,妊娠期雌、雄动物给药时间从着床至硬腭闭合。实验终点包括母体毒性和对胚胎-胎仔的致死率、生长和发育的影响。

出生前和出生后的发育(Ⅲ段)

对雌性动物进行给药处理,时间从着床到子代离乳,检测对怀孕和哺乳期雌性动物以及对孕体和子代(至性成熟前)的影响,包括对生殖功能的评价。这个阶段药物处理是前述Ⅱ段和Ⅲ段的总合,然而评价终点只包括第Ⅲ段研究内容。

9.3　报告大纲

在材料、方法、结果部分将不同代动物、不同阶段独立描述是最清晰的表达方式。在生殖力研究中,如合适可将 F_0 代雌、雄动物进行单独描述。因此,包括两种性别动物的处理、材料、方法与结果部分,适用于所有实验设计,可按下列格式进行组织:

Ⅰ. F_0 代

 A. 死亡率

 B. 临床体征

 C. 体重和摄食量

 D. 动情期、交配和生育力指数和妊娠率

 E. 妊娠时长和分娩的观察

 F. 剖检

  ①雄性(精子活力和精子计数)

  ②未交配雌性动物

  ③剖腹产雌性动物

   a. 母体观察

   b. 黄体计数、着床和着床前丢失

   c. 着床后丢失和窝大小

   d. 胎儿体重和性别比率

　　　　e.胎儿检查

　　④亲代产后 21 天检查

　　　　a.母体观察

　　　　b.着床和着床后丢失

Ⅱ.F$_1$ 代

　A.死亡率

　　①出生当天

　　②离乳前

　　③离乳后

　B.临床体征

　C.体重

　　①出生当天和离乳前

　　②离乳后

　D.发育检测

　　①身体发育

　　②功能发育

　　③行为活动发育

　E.动情期、交配和生育力指数和妊娠率

　F.妊娠时长和分娩的观察

　G.剖检

　　①(56±3)天

　　②用于生殖功能检查的雄性动物

　　③未怀孕雌性动物

　　④产仔雌性动物

　　　　a.亲代观察

　　　　b.着床和着床后丢失

Ⅲ.F$_2$ 代

　A.死亡率

　B.临床体征

　C.体重

　D.末期剖检

当然,针对具体研究情况可以省略某些不适用的部分。

9.4　方法部分

实验方法部分要力求简单。标题次序应该能体现9.3部分所描述的顺序,这基本与实验的时间顺序类似。有些人可能会选择大纲形式,可以简化读者关注方法中某些特殊部分。

9.5　结果部分

9.5.1　一般性问题

标题次序应该能反应9.3部分所描述的顺序,这与方法部分一致。结果部分应着重报告研究中的发现,区分这些结果与处理间的关系(处理相关或不相关,或者不确定),并做出说明。如果处理相关或不确定结果被认为不具有毒理学意义时,需给出理由。

符合规范的撰写能使读者更容易找到关键信息,每段的首句都应对本段主要结论做概括性陈述。这不同于出版性文章,提出一个论点,列出一些论据然后再得出结论。撰写报告应该首先给出结论,而且使读者容易看到,然后再提供数据支持。例如,与对照组相比,实验前2周,30、100 mg/(kg·d)剂量组动物出现明显给药相关性体重增长量降低(分别为 -11% 和 -18%, $P \leqslant 0.05$)。之后体重增长与对照组接近。10 mg/(kg·d)组动物体重增长未见异常。

遇到更为复杂的情况时,可以另起一段对某些特定参数的相关结果进行描述。例如,当高剂量组出现处理相关效应,而中剂量组存在不能确定是否相关时,第一段可对高剂量组的相关发现进行描述,然后另起一段对中剂量组进行描述。第二段先总体说明有关中剂量的情况,然后从两方面详细说明理由。例如,30 mg/(kg·d)组第1周到第4周的体重增长量为8%,低于同期对照组,不能确定是否与给药相关。虽然这与高剂量形成了明显的剂量反应关系,但很大程度上是由于其中2只动物的体重增长量过低引起的,而且未表现出明显统计学差异($P > 0.05$)。还有一些情况下某些可疑结果也认为不与处理相关,但需要给出支持这种解释的理由,如没有剂量相关性,与历史对照值近似,或者仅见于个别动物。

在数据第一次描述时,给出的说明是最令人信服的。马上解释不会让读者去猜想作者对于数据的理解,可以防止读者误解。因此,当一个观察结果首次被提到时,就应明确是否与处理因素相关,或表明不能确定。应避免在报告某参数增加或降低时,不及时对该变化是否与处理相关做出明确结论。

报告结果时,应同时对其严重程度进行描述,必要时提供数据信息。例如,"动物体重增长量下降12%"要比"动物体重增长出现轻度下降"要好。如果百分数不合适,可以这样描述:"100 mg/(kg·d)剂量组动物体重下降78 g,同时对照组体重增长220 g"。

9.5.2 窝数据描述

"窝"是一个处理单位(通过母体),所以对窝数据进行讨论和解释时应考虑每窝的变化。对先天异常发生率的统计分析通常指受影响窝的百分比(窝发生率)或者受影响胎仔的百分比(如:每窝受影响胎仔的百分比)。这些被分别称作窝和胎仔发生率,可以在实验方法部分进行定义。与窝的发生率相比,幼仔的发生率是更加敏感的毒性反应指标。标准的实验结果描述如下:

· 胎仔的外部、内脏、骨骼的检查未见处理相关效应。

· 100 mg/(kg·d)组动物腭裂的发生率出现给药相关性增高,发生率为3窝21只幼仔出现7例(对照组23只幼仔出现0例)。

· 在30 mg/(kg·d)和100 mg/(kg·d)组动物中多余肋的发生率呈剂量相关性增加(分别为17%和28% vs对照组11%,$P \leq 0.05$),与给药相关。

· 100 mg/(kg·d)剂量组出现腭裂,发生率较低(2窝21只胎仔中出现2例,对照组0/23),可认为不是给药相关变化。因为前期研究中该剂量下未见胎儿出现腭裂(PP 96 - 123),而且历史对照数据常出现相同或更高的腭裂发生率。

9.5.3 母体与发育毒性的关系

若某种物质给药后出现发育毒性,而未引起母体毒性可被称为选择性发育毒性物质。多数情况下,发育毒性仅发生于母体毒性剂量水平。在这种情况下,发育毒性是对孕体的直接作用(直接发育毒性),还是继发于母体毒性作用(间接发育毒性),通常难以得出结论。然而,可以确定的是,发育毒性的产生是否主要见于母体毒性非常严重的动物,换言之,幼仔毒性是否与母体毒性有关。鉴于此分析,对发育毒性与母体毒性的相互关系可以有以下几种描述方式:

· 发育毒性仅伴随母体毒性发生。

· 发育毒性仅见于高母体毒性剂量,为典型的母体毒性介导的发育毒性。因此,该受试物不是发育毒性物质。

·观察结果表明发育毒性的产生仅见于母体毒性非常严重的子代动物,提示该毒性继发于母体毒性。

9.6　摘要、讨论及结论

报告的摘要、讨论及结论部分,关键是把讨论分为以下几类。明确以下各动物的无效应剂量(NOEL):

(1)F_0代雄性动物

　　a.对生殖力与交配行为的影响(包含对"生殖"的 NOEL)。

　　b.其他毒性反应(包括 NOEL)。

(2)F_0代雌性动物

　　a.对生殖力与交配行为的影响(包含对"生殖力"的 NOEL)。

　　b.其他毒性反应(包括 NOEL)。

(3)发育毒性(包括 NOEL)

结论部分将具有毒理学意义的结果进行总结,并做适当展开。例如,毒性作用的产生是由于药理活性的放大,可用于推测此类化合物的毒性反应,或实验所用动物可能对该受试物或该类受试物异常敏感。

结论部分应尽量简洁,避免(无根据的)推测。仅在必要时,参考其他研究、化合物或文献资料支持研究论点。仅提出与受试物安全性评价相关的问题。理想情况下,每份报告都应当是独立的。但是,若受试物剂量水平的选择是基于先前的研究,那么报告中应说明剂量选择依据。还有一种例外就是,重复实验是为了验证或推翻先前结论。在这种情况下,必要时每一份报告所做的整体解释应基于各研究间所有数据。结论应与两次研究相一致。

摘要部分,应说明研究目的。简要描述实验相关设计。结果总结用结论部分提到的类似方式。摘要中不必体现结果或结论部分中判断为非处理相关或不具毒理学意义的结果。

(邢兴宇译,姜德建校)

第 10 章

一般毒理学报告示例

G. J. NOHYNEK

Rhône-Poulenc Rorer，Vitry sur Seine，France

M. Y. WELLS

Rhône-Poulenc Rorer，Drug Safety Department，Vitry sur Seine，France

R. J. SZOT

Consultant in Toxicology，Flemington，NJ，USA

S. GOSSELIN

ITR Laboratories Canada Inc.，Montreal，Canada

PP 27567 SD 大鼠 3 个月口服给药毒性实验

剂量水平:5、25、125 mg/(kg · d)

专题号:PP 94 – 0112

目录

PP 27567 SD 大鼠 3 个月口服给药毒性实验

专题号：PP 94 –0112

摘要

PP 27567 是一种全身性乙酰辅酶 A 胆固醇酰基转移酶（ACAT）抑制剂,本研究的目的为评价其口服给药毒性。SD 大鼠分 4 组,每组 40 只,雌、雄各半,灌胃给予 PP 27567 3 个月。剂量分别为 0（对照组）、5、25 和 125 mg/（kg·d）。给药组各剂量另设卫星组,每组雌、雄各 6 只动物,用于血浆药物浓度测定。评价指标:药物毒性临床体征,体重和摄食量,第 1、第 88 天检测给药后 2、6、10、24 小时血药浓度,实验中期及末期进行血液学、临床化学、尿液分析、脏器重量、尸检和主要脏器的组织病理学检查。

血药浓度具有剂量相关性,雌鼠体内药物含量高于雄鼠,第 1、第 88 天结果相似。5、25 mg/（kg·d）剂量组药物达峰时间为给药后 2 小时,125 mg/（kg·d）剂量组为给药后 6 小时〔125 mg/（kg·d）剂量组 D1 C_{max} 范围:雄（6.1～11.4）μg/ml,雌（8.2～12.5）μg/ml〕。实验期间未发生受试物相关性死亡。25、125 mg/（kg·d）剂量组出现受试物相关性临床体征及其发生率的变化,包括自主活动减少、血泪和上眼睑下垂。与对照组相比,PP 27567 给药组出现剂量相关性体重均值降低,25 mg/（kg·d）剂量组中度降低（雌性 –10% ;雄性 –7%）,125 mg/（kg·d）剂量组显著降低（雌性 –19% ;雄性 –16%）,同时伴有摄食量的降低。受试物相关临床病理指标的变化包括,125 mg/（kg·d）剂量组 RBC 升高、电解质异常、ALA 和 TASAT 升高（最大分别 3.2、3.0 倍）、血浆胆固醇（仅雌性）和平均尿量略有增高。25 mg/（kg·d）剂量组仅出现 ALAT 和 ASAT 的轻微增高。5 mg/（kg·d）剂量组临床病理学指标与对照组相比未见差异。与对照组相比,125 mg/（kg·d）剂量组肝重增加,肾上腺、睾丸重量降低,相应组织病理学检查结果汇管区肝细胞肥大、肾上腺皮质变性萎缩、睾丸生精小管萎缩。25 mg/（kg·d）组仅肝脏重量略有增加,伴随汇管区肝细胞轻度肥大。5 mg/（kg·d）剂量组脏器重量未受影响,组织病理学检查未见受试物相关异常。

总之,3 个月灌胃给予 PP 27567 125 mg/（kg·d）对肾上腺、肝脏和睾丸毒性明显。25 mg/（kg·d）剂量仅肝脏发生轻度改变。无毒性剂量为 5 mg/（kg·d）。

签名页

研究机构： 委托单位：

姓名： 姓名：

地址： 地址：

专题负责人： _____

姓名,任职资格,职位,日期

病理研究人员： _____

姓名,任职资格,职位,日期

其他人员： _____

姓名,任职资格,职位,日期

审批人[1]： _____

姓名,任职资格,职位,日期

注:1.机构管理者审批

简介

PP 27567 是一种全身性 ACAT 抑制剂,拟临床用于高胆固醇血症治疗。本研究的目的为评价 PP 27567 SD 大鼠口服 3 个月重复给药毒性。

前期研究(报告编号:PP 93 - 0063,1993)大鼠灌胃给药 1 个月,剂量为 25、125、500 mg/(kg·d),结果 500 mg/(kg·d)剂量组临床体征变化明显,体重显著降低(实验结束,雌鼠体重低于对照组 20%),同时伴有摄食量减少、肾上腺皮质全层萎缩、睾丸重量下降和弥漫性变性、肝重增加和脂肪变及汇管区增生。125 mg/(kg·d)组体重轻微降低,肾上腺、睾丸、肝脏轻度至中度病变。5 mg/(kg·d)组仅出现肝重轻微增加。

因此,考虑到本次实验灌胃给药时间较长,高剂量设为 125 mg/(kg·d)。低剂量与中剂量设置为 5 和 25 mg/(kg·d)以考察 PP 27567 潜在毒性的剂量关系。

材料与方法

SD 大鼠(Charles River France)雌(♀)、雄(♂)兼用。实验开始时动物年龄 53~55 天,平均体重雌性 225 g、雄性 182 g。3 个给药组,每组雌、雄各 20 只,分别灌胃给予 PP 27567 5、25、125 mg/(kg·d),连续 90 或 91 天。PP 27567 用 0.5% 甲基纤维素配制成混悬液,给药 3 ml/kg。对照组雌、雄各 20 只动物给予相应溶剂。各剂量给药组分别设置卫星组,每组雌、雄各 5 只动物,用于第 1、第 88 天给药后 2、6、10、24 小时血浆药物浓度检测。卫星组动物末次采血后处死但不尸检。实验期间主实验组动物每天观察临床体征,每周称量体重,每周记录摄食饮水量。第 44 天(♂)或第 45 天(♀)进行临床化学和血液学检查,末次给药后 24 小时采血进行最终血液学和血生化检查。第 90 天(♂)或第 91 天(♀)CO_2 吸入处死动物并尸检。主要脏器称重并进行组织病理学检查。材料与方法详细内容见报告附件 II。

结果

1　血浆药物浓度分析(个体数据及数据汇总见第000~000页)

血药浓度结果提示 PP 27567 口服检测良好。其血浆药物浓度具有剂量相关性,与给药剂量近似成正比,雌鼠血浆药物浓度高于雄鼠。第1、第88天结果相似。
125 mg/(kg·d)剂量组 C_{max} 出现于给药后2或6小时,见表1。

表1 PP 27567:SD 大鼠口服给药3个月毒性实验——第1、第88天 C_{max} (μg/ml)

剂量 mg/(kg·d)	C_{max} (μg/ml)			
	第1天		第88天	
	♂	♀	♂	♀
5	<0.05[a]~0.42	0.81~1.13	<0.05~0.25	0.65~0.84
25	1.42~2.36	3.58~4.21	0.85~1.45	2.45~3.95
125	6.13~11.42	8.23~12.5	3.05~6.40	5.45~10.12

注:a 分析方法定量限

给药后24小时,5、25 mg/(kg·d)剂量组 PP 27567 血药浓度逐渐降至检测限以下;125 mg/(kg·d)的血药浓度为(1.9~3.9) μg/ml。

雌鼠平均 AUC 高于雄鼠。第1天与第88天平均 AUC 值相当,随剂量递增近似成正比,见表2。

表2 PP 27567:SD 大鼠口服给药3个月毒性实验——
第1、第88天平均 $AUC_{0~24 h}$ (μg·h/ml)

剂量(mg/kg)	第1天		第88天	
	♂	♀	♂	♀
5	2.6	6.9	2.3	5.38
25	18.3	28.4	10.5	17.3
125	86.5	130.1	76.2	148.7

PP 27567 给药第1、第88天血药浓度-时间曲线见图1、图2。

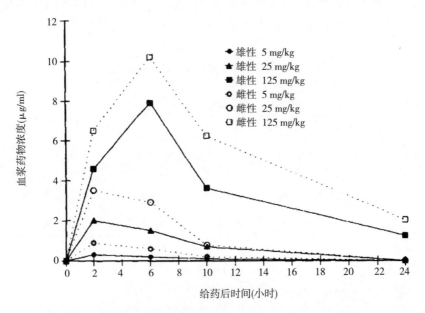

图 1   PP 27567：大鼠 3 个月口服给药毒性试验。**5、25、125 mg/（kg · d）**给药剂量下的血浆药物浓度。第 **1** 天数值

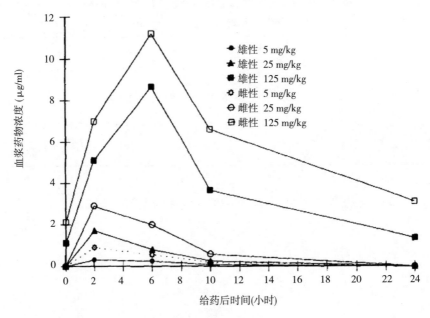

图 2   PP 27567：大鼠 3 个月口服给药毒性试验。**5、25、125 mg/（kg · d）**给药剂量下的血浆药物浓度。第 **88** 天数值

2 在体观察/评估

2.1 致死率(第000页,剖检观察)

实验期间未发生受试物相关性死亡。2只雄性动物〔125 mg/(kg·d)组402号,25 mg/(kg·d)组315号〕和1只雌性动物〔125 mg/(kg·d)组807号〕分别于实验第28、第65、第81天死亡。尸检发现,肺充血、支气管白色粉末可见,提示动物死于给药意外。给药第70天发现1只雌性动物〔25 mg/(kg·d),713号〕俯卧、肛门生殖器区域有污物,随后两天体重下降。因为该动物症状逐步加重,因伦理原因于实验第72天处死。虽然该动物状况不佳的原因尚不清楚(见报告病理部分,第000页),因仅中剂量组孤立出现,故认为与受试物PP 27567无关。

2.2 临床体征(第000~000页)

125 mg/(kg·d)组动物给药第2周起至实验结束,25 mg/(kg·d)组部分雌鼠给药第15周起至实验结束,均出现受试物相关临床体征变化,且发生率及严重程度具有剂量相关性,雌性表现较雄性严重。主要包括活动减少、上眼睑下垂〔125 mg/(kg·d)组全部;25 mg/(kg·d)组,3/20至6/20雌鼠〕和血泪症〔125 mg/(kg·d)组,3/20至5/20雌鼠〕。实验最后几周,125 mg/(kg·d)组多数动物表现背毛粗糙。5 mg/(kg·d)组未见受试物相关临床体征变化。除25 mg/(kg·d)剂量组雌性713号动物俯卧外(见2.1),实验期间记录的其他观察结果在本机构内较常见,与受试物PP 27567无关。

2.3 体重(表第000页,个体数据第000~000页)

给予PP 27567后,明显影响25、125mg/(kg·d)组动物平均体重,见表3。

给药3周后125mg/(kg·d)组雌、雄动物平均体重下降明显。体重差异进行性增大,第4周起出现统计学差异,实验结束时平均体重降低显著。25 mg/(kg·d)对动物体重也有轻度影响,趋势相似,不同的是仅在实验后3周体重差异出现统计学意义。5 mg/(kg·d)组动物体重在实验期末仅出现轻微变化。尽管这些变化可能与给药相关,但程度轻微(与对照组相比,♂-2%、♀-4%。),而且在常规波动范围内,不认为具有毒理学意义。

表3 PP 27567:SD 大鼠口服给药 3 个月毒性实验——第 32、65、89 天平均体重变化
（与对照组比较的变化百分比）

剂量 kg/（mg·d）	性别	第 32 天	第 65 天	第 89 天
5	♂	$-^a$	——	-2%
	♀	——	-2%	-4%
25	♂	——	-4%	-7%
	♀	-2%	-6%	$-10\%^*$
125	♂	-9%	$-13\%^*$	$-16\%^*$
	♀	$-12\%^*$	$-19\%^*$	$-19\%^*$

注：*．$P<0.05$；

a．与对照组比较无差异

2.4 摄食饮水量（表第000页；单笼数据见第000～000页）

PP 27567 25、125 mg/（kg·d）组出现受试物相关且具有剂量依赖性的摄食量降低，且与体重降低相一致。平均值见表4。

与对照组相比，PP 27567 给药组摄食量降低具有明显剂量相关性。雌性受影响大于雄性。与对照组相比，给药第 5 周起，125 mg/（kg·d）组动物摄食量开始下降，差异进行性增大，并在第 12 周时出现统计学意义并持续至实验结束。同样，25 mg/（kg·d）组动物摄食量也出现轻度影响，但仅雌鼠在实验期末出现统计学差异。5 mg/（kg·d）组动物摄食量仅实验期末个别雌性动物出现轻微降低，且处于常规变异范围，不认为具有毒理学意义。饮水量未见处理相关影响。

表4 PP 27567:SD 大鼠口服给药 3 个月毒性实验——第 5、第 9、第 12 周平均摄食量变化
（与对照组比较的变化百分比）

剂量 mg/（kg·d）	性别	第 5 周	第 9 周	第 12 周
5	♂	$-^a$	——	——
	♀	——	——	-4%
25	♂	——	-2%	-4%
	♀	——	-4%	$-8\%^*$
125	♂	-2%	$-6\%^*$	$-11\%^*$
	♀	$-5\%^*$	$-9\%^*$	$-14\%^*$

注：*．$P<0.05$；

a．与对照组比较无差异

2.5 眼科检查（个体数据见第000～000页）

实验前及实验第 30 天检查，对照组及 125 mg/（kg·d）组部分动物出现玻璃

体血管残留或晶状体前皮层出现明显的交叉线。这些退化的胚胎结构在实验末期消失,这与动物年龄较小有关。部分对照组,5、125 mg/(kg·d)组雄性动物角膜基质浅部发现乳白色小囊泡,诊断为角膜营养不良。观察发现,对照组和5、125 mg/(kg·d)组一些动物晶状体核出现轻微改变,这些病变与文献中 SD 大鼠该年龄段发生率类似(Taradach and Greaves,1984)。由于这些病变发生率没有剂量相关性且在历史对照值范围内,所以认为是动物自发病变。

3　临床病理

3.1　血液学(数据汇总及个体数据见第000~000页)

PP 27567 125 mg/(kg·d)组雌、雄动物红细胞计数、血红蛋白及红细胞压积(+18%,与对照组相比)出现受试物相关性增加。以上效应与电解质失衡、尿量增加相关,提示血液浓缩的发生。

3.2　临床化学(数据汇总及个体数据见第000页和第000页)

受试物相关变化包括,与对照组相比 PP 27567 给药组电解质异常、ALAT 和 ASAT 均值增高、雌鼠胆固醇增高。125 mg/(kg·d)组血清 K^+ 含量显著增高,Na^+、Cl^- 含量中度降低,均值见表5。

表5　PP 27567:SD 大鼠口服给药3个月毒性实验——
125 mg/(kg·d)组实验第90天电解质变化

指标	性别	结果[a]
Na^+	♂	− 11% *
	♀	− 13% *
K^+	♂	+ 38%
	♀	− 51% *
Cl^-	♂	− 9%
	♀	− 12% *

注:*. $P \leqslant 0.05$;

a. 与对照组相比变化百分比

25、125 mg/(kg·d)组动物 ALAT(与对照组相比,最高为雌性3.2倍、雄性2.5倍)和 ASAT(与对照组相比,最高为雌性3倍、雄性2.2倍)轻度增加。

125 mg/(kg·d)组雌鼠胆固醇含量轻微增加(+36%)。125 mg/(kg·d)组动物出现受试物相关的尿素氮轻微增高,总蛋白、白蛋白、白蛋白和球蛋白的比值轻微下降。以上变化可能继发于该剂量下摄食量的下降。

其他受试物相关的临床化学指标变化均在参考值范围内,变化幅度较小和(或)没有受试物给药相关趋势。

3.3 尿液分析(数据汇总及个体数据见第000~000页)

受试物相关变化仅限于与对照组相比,125 mg/(kg·d)组动物平均尿量增加(♂ +38%,♀ +55%)。

4 病理解剖

4.1 脏器重量(数据汇总及个体数据见第000~000页)

PP 27567给药后,125 mg/(kg·d)组肾上腺绝对及相对脏器重量出现受试物相关性轻微降低;25、125 mg/(kg·d)组肝脏绝对及相对脏器重量出现剂量相关性轻微增加;125 mg/(kg·d)组雄鼠睾丸绝对及相对脏器重量降低。结果见表6。

表6　PP 27567:SD大鼠口服给药3个月毒性实验——与对照组
相比受试物相关绝对及相对脏器重量变化(百分比)

剂量	♂			♀		
mg/(kg·d)	5	25	125	5	25	125
肾上腺	NT	NT	−8(−4)	NT	NT	
肝	NT	+10(+8)	+21*(+18*)	NT	+12(+11)	+25*(+22*)
睾丸	NT	NT	−19*(−15)	NA	NA	NA

注:NA:不适用;NT:无受试物相关变化;*. $P \leqslant 0.05$

其他脏器指标未见受试物相关变化。动物间脏器绝对及相对重量的轻微变化,有时也会达到统计学差异,但与剂量和性别无关,认为是偶发现象与受试物PP 27567无关。

4.2 尸检(数据汇总和个体数据,第000~000页)

大体观察发现,受试物相关变化包括125 mg/(kg·d)组雄鼠双侧睾丸体积变小,质地变软。其他为偶发或该年龄SD大鼠特有现象。3例动物死于实验结束前,2只雄性动物〔125 mg/(kg·d)组402号,25 mg/(kg·d)组315号〕和1只雌性动物

〔125 mg/(kg·d)组807号〕分别于实验第28、第65、第81天死亡。大体检查和显微镜检查结果均显示为灌胃失误(肺充血与出血,气管、支气管及肺泡内异物)。

雌性713号动物状况不佳因伦理学原因于给药第72天处死,大体和显微镜检结果均无法确认死因。然而,因无剂量关系且孤立发生,故不认为与受试药物PP 27567相关。

4.3 病理学检查(数据汇总和个体数据,第000~000页)

受试物PP 27567相关组织病理学检查结果包括,125 mg/(kg·d)组动物肾上腺皮质层萎缩退化,25、125 mg/(kg·d)组动物汇管区肝细胞肥大,单个肝细胞坏死增加,125 mg/(kg·d)组雄鼠睾丸生精小管萎缩。

125 mg/(kg·d)组12/20雄鼠与20/20只雌鼠肾上腺皮质束状带及网状带出现轻度至明显变性坏死,球状带轻度萎缩。退化的皮质细胞特征为:细胞体积减小、核固缩、脂肪含量降低。其他肾上腺皮质层病变包括,被膜增厚、多灶性单核细胞浸润、偶见胆固醇结晶形成、含铁血黄素沉积和多灶性矿化。

125 mg/(kg·d)组15/20雄鼠与17/20只雌鼠出现轻微至轻度汇管区肝细胞肥大。25、125 mg/(kg·d)组肝细胞坏死发生率增加,但其病变程度较轻(轻微至轻度)且同时可见于对照组,故认为是偶发事件。

125 mg/(kg·d)组12/20只雄鼠出现轻度至中度双侧生精小管多灶性萎缩。这种病变可见于生精小管多个区域,表现为精子和(或)未成熟精细胞类型的减少,或者生精小管生精上皮不同阶段的退化。在以上各种情况下,睾丸支持性细胞、精原细胞和受影响的生精小管基底膜都是完好且未显示退行性病变。未见其他与受试物PP 27567给药相关组织病理学发现。其余镜检结果均属偶发或与眼眶采血有关,或仅是该年龄SD大鼠常见病理现象。

讨论

雌鼠的血浆药物浓度高于雄鼠,与在体不良反应(临床体征、体重和摄食量较低)雌鼠较雄鼠严重一致。该现象证实了前期1个月给药实验结果,PP 27567对雌鼠的影响大于雄鼠(专题号PP/DS 93-0063)。本实验中,临床病理、脏器重量和组织病理学变化在两种性别间的病变程度和发生率相似。125 mg/(kg·d)组血钠、氯离子的中度降低和钾离子的显著增高,相应肾上腺皮质球状带的萎缩与肾上腺皮质功能不全相关。该剂量下,尿量的增加可认为是继发于血钠的丢失。虽然盐皮质激素和糖皮质激素生成的区域——肾上腺皮质受损,但未发现受试物相关血糖的变化。125 mg/(kg·d)组肾上腺绝对与相对脏器重量的降低与肾上腺皮质束状带、网状带的退化和球状带的萎缩相关。肾上腺皮质损伤是 PP 27567 细胞毒性的主要表现,这与其他 ACAT 抑制剂文献(Dominick *et al.*, 1993)报道的损伤相一致。

25、125 mg/(kg·d)剂量组 ASAT 与 ALAT 的轻度增高,125 mg/(kg·d)剂量组雌鼠胆固醇的轻微增高与肝脏绝对、相对重量增加〔25、125 mg/(kg·d)组〕,汇管区肝细胞肥大,单个细胞坏死发生率升高〔125 mg/(kg·d)组〕有关。25 mg/(kg·d)组肝脏组织病理学检查未见异常。汇管区增生是肝脏对药物 PP 27567 的适应性反应,这与文献(Dominick *et al.*,1993)中报道的其他 ACAT 抑制剂的损伤一致。因为单个肝细胞坏死同样见于对照组,且病变程度较轻(轻微至轻度),故认为是偶发事件。

125 mg/(kg·d)组雄鼠睾丸绝对和相对重量降低,与剖检发现睾丸小且软和组织病理学检查中出现的生精小管萎缩相关。该效应可能与睾酮生成减少(继发于睾丸间质细胞和皮质网状结构胆固醇代谢紊乱)有关。早期生殖毒性研究(专题号:No. PP 92-037,1992)显示给药后雄性大鼠生育力降低,与本次研究结果相一致。

结论

PP 27567 口服给药 3 个月,125 mg/(kg·d)组雌鼠在体不良反应大于雄鼠,包括临床体征和平均体重、摄食量的降低;毒性靶器官为肾上腺、肝脏和睾丸。25 mg/(kg·d)组在体观察指标受到轻度影响,肝脏出现轻度变化。无明显效应剂量为5 mg/(kg·d)。

参考文献

Dominick M. A., McGuire E. J., Reindel J. F., Bobrowski W. F., Bocan T. M. A. and Gough A. W. (1993) Subacute toxicity of a novel inhibitor of Acyl-CoA: cholesterol acyltransferase in Beagle dogs. Fundamental and Applied Toxicology, 20; 217-224.

Report PP/DS 92-037 (1992) PP 27567: Oral Fertility Study in Male Sprague-Dawley Rats.

Report PP/DS 93-0063 (1993) PP 27567:30-Day Oral Toxicity Study in Sprague-Dawley Rats.

Taradach C. and Greaves P. (1984) Spontaneous eye lesions in laboratory animals: incidence in relation to age. CRC Critical Reviews in Toxicology, 12; 121-147.

(邢兴宇译,姜德建校)

第 11 章

生殖毒理学报告示例

G. COPPING

Rhône-Poulenc Rorer, Drug Safety Development, Vitry sur Seine, France

R. L. CLARK

Rhône-Poulenc Rorer Research and Development, Drug Safety Department, Collegeville, USA

PP 27567：口服给药对大鼠的生殖毒性研究（包括 F_1 代生殖力）

剂量水平：3、10、30 mg/（kg·d）

研究编号：PP 93 – 1234

PP 27567：口服给药对大鼠的生殖毒性研究（包括 F_1 代生殖力）

R. Clark 和 G. Copping

本研究评估口服给予 PP 27567 对 F_0 代大鼠性功能、雌雄大鼠的交配行为和生育力的影响，并评估之后 F_1 代大鼠性成熟至交配生产 F_2 代的发育过程。

每组每个性别 36 只 SD 大鼠〔Crl:CDr(SD)BR〕，给药开始时雄性大鼠约 7 周龄、雌性大鼠约 9 周龄。对照组动物给予水，实验组动物给予剂量为 3、10、30 mg/(kg·d) 的 PP 27567 水溶液，经口给药的容积为 2 ml/(kg·d)。

F_0 代的大鼠给药：雄鼠连续给药 28 天后进行配对，交配期持续给药至交配结束为止。雌鼠连续给药 14 天后进行配对，交配期持续给药至交配结束为止。观察指标包括死亡率、临床检测、摄食量、体重和剖检大体观察。在妊娠期 20 天每组 20 只雌性大鼠被处死，检查子宫内容物，包括胎仔外观、内脏和骨骼的检查。剩余的雌性大鼠继续生产、抚育幼仔，直至产后 21 天断乳。对每窝 F_1 代动物的生理、功能发育及行为学进行评价。在出生后 (58 ± 2) 天，每窝选择 1 雄和 1 雌，配对后评价动物的生殖能力，观察持续到 F_2 代出生后 7 天。

在 30 mg/kg 剂量下，PP 27567 诱导的亲代不良反应包括流涎，摄食量和体重增长量减少，生殖力指数、受孕率略有降低，妊娠期略有延长。相应的 F_1 代受到轻微影响，如胎仔平均体重降低，胎仔骨化延迟，出生指数略有下降，出生及离乳前期间幼仔体重降低。

10 mg/kg 剂量组，除少数 F_0 代动物流涎外，F_0、F_1 和 F_2 代未见不良反应。

3 mg/kg 剂量组，F_0、F_1 和 F_2 代均未见不良反应。

结论，在本研究条件下，PP 27567 的生殖和发育无效应剂量为 10 mg/(kg·d)。

研究日程表

F_0 亲代		
给药期：	雄性	配对前给药 28 天，交配期直到剖检给药
	雌性	配对前给药 14 天，交配期、妊娠期、哺乳期给药
剖检：	雄性	交配后
	雌性	剖宫组：妊娠 20 天后、21 天后剖宫产

F₁ 子代	
处死	产仔后第 4 天(8 幼仔)
离乳	产仔后第 21 天
发育检测	
生理	
门齿萌出	出生后第 7 天
睁眼	出生后第 11 天
包皮分离	出生后第 40 天
阴道口张开	出生后第 30 天
功能	
负趋地性试验	出生后第 4 天
听觉惊跳反射	出生后第 10 天
瞳孔反射	产后 19 天
行为学	
水迷宫——学习	出生后(42 ± 3)天
——记忆	学习练习后 7 天
旷场探究行为检测	出生后(49 ± 3)天
配对选择	出生后(58 ± 2)天
尸体剖检	出生后(58 ± 2)天
F₁ 亲代	
配对	从 69 至 83 天龄为期 21 天
尸体剖检　雄性	配对后期
雌性	产后(8 ± 1)天
F₂ 子代	
处死	产仔后第 4 天(8 幼仔)
尸体剖检	产仔后(8 ± 1)天

111

1 引言

本研究评估口服给予 PP 27567 对 F_0 代大鼠性功能、雌雄大鼠的交配行为和生育力的影响,并评估之后 F_1 代大鼠性成熟至交配生产 F_2 代的发育过程。大鼠胚胎-胎仔的发育毒性研究结果(报告 674,1993)表明 30 mg/(kg·d)剂量组孕鼠体重增长量减少,胎仔体重降低,而大鼠 6 个月的口服毒性研究(报告 711,1993)中显示 30 mg/(kg·d)剂量组雄性大鼠和雌性大鼠平均体重增长量减少,而且雌性动物卵巢平均重量减少,卵巢出现萎缩。胚胎-胎仔的发育毒性研究中无效应剂量为 10 mg/(kg·d),6 个月的毒性研究中无效应剂量为 3 mg/(kg·d)。基于以上实验结果,选择 PP 27567 的 3、10、30 mg/(kg·d)剂量用于本实验。

2 材料与方法

经口灌胃给予各组 36 只雄、雌大鼠 PP 27567 的水溶液,每日剂量分别为 3、10 或 30 mg/(kg·d)。雄性大鼠配对前给药 28 天,交配期直到剖检持续给药。雌性大鼠配对前给药 14 天,交配期、妊娠期、哺乳期持续给药。对照组 36 只雄鼠和 36 只雌鼠在相应时期仅给予对照溶液。观察指标包括死亡率、临床检测、摄食量、体重及剖检大体观察。

每组 20 只雌鼠在妊娠期 20 天安乐死剖检观察子宫内容物,包括胎仔外观、内脏和骨骼的检查。剩余的雌鼠继续生产、抚育幼仔,直至产后 21 天离乳。对每窝 F_1 代动物的生理、功能发育及行为学进行评价。研究使用的材料和方法等细节内容见报告附录 1。在出生后(58±2)天,每窝选择 1 雄和 1 雌用于配对后评价动物的生殖能力,观察持续到 F_2 代出生后 7 天。

3 结果与讨论

3.1 F_0 代

3.1.1 死亡率

在 F_0 代中未见与受试物相关性死亡。

一只雄鼠〔编号:3109, 10 mg/(kg·d)剂量组〕在预交配期 36 天因为伦理原因实施安乐死,原因是从第19天起,观察到腹部和皮下出现肿块。

两只雌性〔编号:3307,10 mg/(kg·d)剂量组;编号:3357,30 mg/(kg·d)剂量组〕分别在产后第4天和第6天依程序实施安乐死(一窝幼仔少于6只)。剖检大体观察未见其他异常发现。

3.1.2 临床体征

30和10 mg/(kg·d)组受试物相关的临床体征仅限于给药后即出现流涎现象。该现象两种性别动物从第1周给药后一直持续到给药结束。流涎的发生率和频率有剂量相关性。

其他给药期间的临床表现与PP 27567无关。

3 mg/(kg·d)剂量组,未见与受试物相关临床症状。

3.1.3 体重和摄食量

30 mg/(kg·d)剂量组雌、雄动物均出现受试物PP 27567相关性摄食量及体重增长减少。30 mg/(kg·d)剂量组,雄鼠从第2周起,雌鼠从第1周起,平均摄食量低于对照组。雄性、雌性配对前期,以及雌性在孕期和哺乳期,比对照组降低15%~30%。而且雌、雄动物摄食量与平均体重增长差异在配对前期及妊娠期均具出现统计学意义。

10 mg/(kg·d)剂量组,配对前期摄食量和平均体重略有降低。

3 mg/(kg·d)剂量组,摄食量和平均体重与对照组相比无明显差异。

3.1.4 交配前间隔、交配和生育指数及受孕率

在所有组别交配前间隔和交配指数结果相近。

30 mg/(kg·d)剂量组生殖力指数及受孕率均略低于对照组(分别为22%和19%),但无统计学意义。

10、3 mg/(kg·d)剂量组未见受孕率或生殖力指数影响。

3.1.5 妊娠期和分娩的观察

各组妊娠期和生育指数相近,均未出现难产的迹象。

30 mg/(kg·d)剂量组妊娠期略长于对照组〔给药组平均(22±0.5)天,对照组平均(21.5±0.5)天〕,生育指数略低于对照组,但无统计学意义(与对照组相比－11%)。

10 mg/(kg·d)和剂量组妊娠期和生育指数与对照组相似。

3.1.6 剖检

3.1.6.1 雄鼠

精子平均计数、精子运动或活力均未见给药相关影响。

30 mg/(kg·d)剂量组相对平均睾丸重量明显高于对照组。这与该组动物平均体重降低明显相关。30 mg/(kg·d)剂量组平均附睾重量明显低于对照组。10、3 mg/(kg·d)剂量组睾丸和附睾的平均绝对和相对重量与对照组相比均无明显差异。

最终剖检未见受试物相关发现。

3.1.6.2 未交配雌鼠

最终剖检未见化合物相关发现。

3.1.6.3 交配雌鼠妊娠20天剖宫产结果

母体：最终剖检未见受试物相关发现。

黄体数、着床数和着床前丢失：给药组与对照组的黄体数、着床数和着床前丢失的平均数相近。

着床后丢失和窝产仔数：对照组和给药组早期及晚期子宫内胎死亡平均数和着床后丢失的平均数相近。

胎仔体重和性别比率：性别比率未见给药影响。30 mg/(kg·d)剂量组平均胎仔体重显著降低(与对照组相比 –14%)。这可能继发于母鼠摄食量和体重下降。10 和 3 mg/(kg·d)剂量组,胎仔平均体重未见给药影响。

胎仔：各组胎仔内外观均显示有畸形和异常,但其发生率和类型未见与受试物相关。30 mg/(kg·d)剂量组骨骼钙化轻微延迟,胎仔发生率较高,可见外枕骨、胸椎椎体、胸骨、耻骨和后肢远端趾骨的完全和不完全钙化。这与该剂量下平均胎仔体重和母体体重降低一致。10 和 3 mg/(kg·d)剂量组,胎仔骨骼检查显示变化类型和发生率均与对照组相似。因此,未见受试物有致畸作用。

3.1.6.4 雌鼠产仔后21天

母体：剖检肉眼未见受试物相关发现。

着床数和着床后丢失：30 mg/(kg·d)剂量组产后 21 天着床平均数与对照组相比略有降低。剖宫产组未见相同效应,认为无受试物相关性。3、10 mg/(kg·d)剂量组着床平均数与对照组相比无差异。所有组别着床后丢失平均数相近。

3.2 F_1 代

3.2.1 死亡率

3.2.1.1 出生幼仔数据

30 mg/(kg·d)剂量组与对照组相比平均窝产仔数较低,这与着床数较低有关。由于在剖宫产组或之前的胚胎-胎仔的发育毒性研究中均未观察到此效应(报告 PP 674 和报告 PP 684,1993),故认为与受试物无关。3、10 mg/(kg·d)剂量组平均窝产仔数与对照组相近。

性别比例未见受试物影响。

30 mg/(kg·d)剂量组死胎(雄性和雌性)及幼仔死亡数量(雌性)均高于对照组,且雌性幼崽与对照组相比出现显著性差异。3、10 mg/(kg·d)剂量组,死胎和出生幼崽死亡数与对照组相近。

各组均未见幼崽畸形。

3.2.1.2 离乳前期

各组发育能力(产仔后 4 天)、存活(产仔后 7 和 14 天)和哺乳期(产仔后 21 天)指数相近。

3.2.1.3 离乳后、妊娠期和哺乳期。

离乳期与妊娠期均未出现死亡。

3 mg/(kg·d)剂量组一只雌性(1109 号)动物于产后 4 天,按程序要求处死(窝仔数少于 6 只)。尸检发现乳腺组织缺失。

3.2.2 临床体征

F₁ 代未见与受试物相关临床体征。

3.2.3 体重

3.2.3.1 出生幼崽和断奶前数据

30 mg/(kg·d)剂量组雌、雄幼仔出生时平均体重均较低(与对照组相比,分别为 -8%、-5%),这与该剂量下剖宫产组的胎仔平均体重较低相关。30 mg/(kg·d)剂量组雌、雄幼仔产后 7、14 和 21 天平均体重均略低(与对照组值相比,为 -8% ~ -5%),但无统计学意义。

3、10 mg/(kg·d)剂量组幼崽出生时和离奶前期平均体重与对照组相近。

3.2.3.2 离乳期

给药组与对照组平均体重相近。

3.2.3.3 妊娠期和哺乳期

给药组与对照组平均体重相近。

3.2.4 发育检查

(1)生理发育:生理发育包括从门齿萌发、睁眼、包皮分离或阴道口张开的时间,未见与 PP 27567 给药相关效应。

（2）功能发育:功能发育试验(负趋地性、听觉和视觉功能)各组相近。

（3）行为学发育:行为测试(运动和探究行为、学习和记忆能力)各组相近。

3.2.5　交配前间隔、交配和生殖力指数及妊娠受孕率

各组交配前间隔、交配和生殖力指数及受孕率相似。因此,母体给予 PP 27567 不影响 F_1 子代的生殖行为。

3.2.6　妊娠期和分娩

各组妊娠周期和分娩指数相近,均无难产发生。30 mg/(kg·d)剂量组出生指数显著降低(与对照组相比 −15%)。10、3 mg/(kg·d)剂量组出生指数比对照组略有降低(分别为 −5% 和 −9%),但无统计学意义,且处于实验室历史数值范围之内,因此,认为与受试物无关。

3.2.7　剖检

3.2.7.1　产后(56±3)天
大体观察未见受试物相关发现。

3.2.7.2　雄性生殖能力检测
未见受试物相关发现。

3.2.7.3　未交配和未怀孕的雌鼠
大体观察未见异常。

3.2.7.4　交配后产仔的雌鼠。
母体观察: 母体大体观察未见异常。

着床和着床后丢失: 着床平均数各组间比较无统计学意义。30 mg/(kg·d)剂量组平均着床后丢失率明显较高。10、3 mg/(kg·d)剂量组着床后平均丢失率与对照组相比略高,没有统计学意义,且数值仍在实验室历史数值范围内,因此,不认为与受试物有关。

3.3　F_2 代

3.3.1　死亡率

F_0 代给药对 F_2 代的窝产仔数未见影响。30 mg/(kg·d)剂量组平均窝产仔

数略有降低,但并无统计学意义,判断为自发。

F_0 代给药未见对 F_2 代性别比例有影响。

死胎和出生后死亡幼崽数量无剂量相关趋势。

3 mg/(kg·d)剂量组雄性幼崽发现足底异常弯曲,因孤立发生,推测为偶发现象,非给药所致。

各组产后 4 天存活率相近。30 mg/(kg·d)剂量组产后 7 天雄性幼崽的存活率略有降低但无统计学意义,不认为与给药相关。10、3 mg/(kg·d)剂量组产后 7 天存活率与对照组相似。

3.3.2　临床体征

未发现与 F_0 代给药相关的临床体征。

3.3.3　体重

各组胎仔平均体重相近。30 mg/(kg·d)剂量组出生后 4 天和 7 天平均体重与对照组相比略低(分别为 −4%、−9%),这些差异认为与 PP 27567 无关。10、3 mg/(kg·d)剂量组产后 4、7 天平均体重与对照组相似。

3.3.4　最终剖检

大体观察未见与受试物相关异常。

4　结论

30 mg/(kg·d)剂量组 PP 27567 引起的亲代不良反应包括流涎、摄食量减少、体重增长减缓、生殖力指数和受孕率轻微降低、妊娠期略有延长。这些结果对 F_1 代有轻微影响,比如平均胎仔体重降低、胎仔骨化延迟、出生率略有下降、出生和离乳前仔鼠体重降低。

10 mg/(kg·d)剂量组,除 F_0 代个别动物流涎外,F_0、F_1、F_2 代无其他毒性反应。

3 mg/(kg·d)剂量组 F_0、F_1、F_2 代均无异常。

综上所述,本研究条件下,PP 27567 生殖和发育无效应剂量为 10 mg/(kg·d)。

参考文献

Altman J. and Sudarshan K. (1975) Postnatal development of locomotion in the laboratory rat. *Anim. Behav.* , 23; 896-920.

Butcher R. E. , Wootten V. and Vorhees C. V. (1980) Standards in behavioral teratology testing: test variability and sensitivity. *Teratog. Carcinog. Mutag.* , 1; 49-61.

Dawson A. B. (1926) Note on the staining of the skeleton of cleared specimens with Alizarin Red S. *Stain. Tech.* , 1; 123-124.

EEC Council Directive (1975) 75/318/EEC, dated May 20, 1975 (O. J. No. L147 of 9.6.75).

EEC Council Directive (1983) 83/570/EEC, dated October 26, 1983 (O. J. No. L332 of 28.11.83).

EEC Council directive (1986) 86/609/EEC, dated November 24, 1986 (O. J. No. L358 of 18.12.86).

Gad S. C. and Weil C. S. (1989) Statistics for Toxicologists, Principles and Methods of Toxicology, 2nd edition, 1989, A. Wallace Hayes, Raven Press, 435-462.

Report PP 674 (1993) Teratology study of PP 27567 in the rat by the oral route with plasma level determination. Poisonous Prose, Inc.

Report PP 684 (1993) Teratology study of PP 27567 in the rabbit by the oral route with plasma level determination. Poisonous Prose, Inc.

Report PP 711 (1993) 6-Month oral toxicity study in rats. Poisonous Prose, Inc.

Ryan P. C. , Whelan C. A. and Fitzpatrick J. M. (1988) The vas deferens count: a new accurate method for experimental measurement of testicular exocrine function. *Eur. Urol.* , 14;156-159.

Salewski E. (1964). Fäbemethode zum makroskopischen Nachweis von Implantationsstellen am Uterus der Ratte. *Arch. Exp. Path. Pharmakol.* , 247; 367.

US Federal Guidelines (1985) Laboratory Animal Welfare Act (1966) (PL 89-544) as amended in 1970 (PL 91-579), 1976 (PL 94-279) and 1985 (PL 99-198).

Vorhees C. V. , Butcher R. E. , Brunner R. L. and Sobotka T. J. (1979) A developmental test battery for neurobehavioral toxicity in rats: a preliminary analysis using monosodium glutamate calcium carrageenan, and hydroxyurea. *Toxicol. Appl. Pharmacol.* , 50; 267-282.

Weil C. S. （1970）Selection of the valid number of sampling units and a consideration of their combination in toxicological studies involving reproduction, teratogenesis or carcinogenesis. *Fd. Cosmet. Toxicol.* , 8; 177-182.

Zbinden G. （1981）Experimental methods in behavioral teratology. *Arch. Toxicol.* , 48;69-88.

附录1:材料和方法

A1.1　受试物和对照品

受试物 PP 27567,批号 CA 9128000,纯度 100% 。

受试物以游离碱计浓度是 91.6% 。在本报告中所指剂量水平均以 PP 27567 游离碱形式表示。

受试物配制成含 0.5% 甲基纤维素和 0.1% 聚山梨酯 80 的水混悬溶液。口服给药三个浓度每周或每天制备,给药量为 2 mg/(kg·d),给药剂量为 3、10、30 mg/(kg·d)。溶媒对照是含 0.5% 甲基纤维素和 0.1% 聚山梨酯 80 的水混悬溶液。对照组给药容积为 2 ml/(kg·d)。

本研究中各浓度范围受试物溶液的稳定性和均匀性良好。实验期间取样并进行检测,结果显示浓度接近理论浓度,变异系数不超过 10% 。

A1.2　试验系统

本研究使用 Crl:CDr(SD)BR 雌、雄 SD 大鼠,给药开始时雄性约 7 周龄,雌性约 9 周龄。实验动物符合 COBS(经剖宫产饲养在屏障环境内)和 VAF 标准(无病毒抗体)。这种大鼠是公认的进行安全评价研究的模型动物。使用 Charles River CD 大鼠是因为我们的实验室能够有该品种大鼠的背景数据。

动物依次交付,接收前检查,适应性饲养 1 周。随机分为不同剂量组。

A1.3　动物的饲养和管理

本研究中使用的动物饲养和管理方式符合欧洲经济共同体指南(1986)和美国

联邦指导原则(1985)要求。遵从实验室动物管理与使用指南〔DHHS 出版,No. (NIH)86-23,1985 年修订〕标准,符合上述法规。

动物饲养环境受控,饲养于独立不锈钢笼具中,尽量减少环境因素造成的组间差异。在整个 F_0 代配对前期、配对期及从产后 35 天直到 F_1 代配对期结束,动物都饲养在不锈钢笼具内。进入产后阶段的雌鼠饲养于带有不锈钢笼盖的碳酸聚酯笼具内,垫料为木屑。

动物自由摄食饮水,颗粒饲料 DSC01(批号 30804、30917、31011、31215、40120、40217 和 40414)由饲料公司提供,水为过滤饮用水。

木屑、饮食和水分析的相关证书复印件保存在研究中心档案室。

A1.4　实验设计

本实验的研究设计与欧洲经济共同体指导原则一致(1975 和 1983 年)。

288 只动物(144 只雄性和 144 只雌性)随机分为 4 组,每组 36 只雄鼠和 36 只雌鼠。

只有 F_0 代大鼠给药:雄性大鼠在配对前给药 28 天、配对期至最终剖检持续给药;雌性大鼠在配对前给药 14 天,配对期及妊娠期和哺乳期,持续给药。

观察指标包括死亡率、临床检查、摄食量、体重及剖检后大体观察。

每组 20 只雌性大鼠,妊娠期 20 天安乐死剖检观察子宫内容物,包括胎仔外观、内脏和骨骼的检查。剩下的雌鼠继续产仔、抚育幼崽,直至产后 21 天离乳。F_1 代生理、功能发育及行为学作为每窝的评价指标。在产后(58±2)天,每窝选择一雄和一雌用于配对后生殖能力的评估,随后配对观察 F_2 代,直到产后第 7 天。

A1.5　在体观察

A1.5.1　死亡率

所有的动物每天都检查。

所有发现非计划死亡的动物(死亡或濒死动物)都应进行内脏器官检查,以确定发病和死亡原因。记录雌鼠子宫角的着床点数目。

A1.5.2　临床检查

所有的动物每天检查。

A1.5.3　体重

雄鼠每周称重。雌鼠直到交配前每周称重,交配后妊娠期的第1、第3、第6、第9、第12、第15、第18和第20天及产后的第1、第4、第7、第14和第21天称重。幼崽在产后第1、第4、第7、第14和第21天称重,之后每周称重。

A1.5.4　摄食量

配对前期,F_0代的雄鼠和雌鼠每周记录一次摄食量,F_0代的雌性大鼠,从怀孕第1天到产后第13天,每周记录两次摄食量。每天摄食量根据期间总摄食量计算。

A1.5.5　评估F_0代的生殖能力

配对期,每一只雌鼠和雄鼠连续最多养在一起21天。为了确定动情周期和交配期,在配对期直到交配的所有雌鼠均每天进行阴道涂片检查。当观察到阴道栓(在阴道或掉落在垫料里)或阴道涂片中发现有精子即为怀孕,定为妊娠第0天。记录初次交配和检测到受孕之间的时间(交配间隔)。

如果在这期间交配没有成功,雌鼠饲养2周后实施安乐死。取出子宫和卵巢做组织病理学检查,用Salewski染色法检查是否着床。

在配对的最后阶段,麻醉每组交配的10只雄鼠后收集精子(输精管法)。记录精子数、精子运动和活力参数(Ryan等,1988年)。

A1.5.6　哺乳期检查

分娩期间,雌性每天至少观察两次。记录妊娠期难产的症状。

A1.5.6.1　产仔数

幼仔出生时记录存活、死亡、死胎及畸形的数量和性别。死胎及出生后幼仔死亡可通过肺漂浮试验确定。

A1.5.6.2　挑选

在产后4天按性别每窝挑选8只幼仔(如果可能4只雄性和4只雌性)。每窝少于6只幼仔的剔除。

第二次挑选是在最后离乳后进行〔产后(58±2)天〕每窝保存2只幼仔(如果可能,1只雄性和1只雌性),每组至少保留15只雄鼠和15只雌鼠,进行生殖能力的评估。

A1.5.6.3 F$_0$ 代产后第4天的检查

F$_1$ 的每个幼崽都进行检查,并记录每窝:

· 存活和死亡的幼崽数。

· 性别。

· 幼崽的检查。

A1.5.7 发育检测

定期记录每窝幼崽发育指标和行为的开始和结束时间,评估幼崽发育的过程(Altman and Sudershan, 1975; Vorhees *et al.*, 1979; Butcher *et al.*, 1980; Zbinden, 1981)。

生理发育

· 门齿萌出:从产后 7 天开始,上门齿由牙床萌出(S)。

· 睁眼:从产后 11 天开始,上下眼睑分开。

· 包皮分离:产后 40 天。

· 阴道张开:产后 30 天阴道边缘分离。

功能发育

· 负趋地性:从产后 4 天开始,评估幼崽在 15°的斜面上 30 秒内转身向上的能力。

· 听觉功能(惊跳反射):从产后 10 天开始,评估幼仔对突然的尖锐噪声的反应能力。

· 视觉功能(瞳孔反射):从产后 19 天开始,评估幼仔在面对明亮的光源时,瞳孔闭合能力。

行为学

产后(42±3)天进行 M 型水迷宫试验评价动物学习能力,7 天后,在相同的条件下测试记忆能力(每窝 1 只雄性和 1 只雌性)。记录连续 6 次幼仔游泳通过水迷宫的时间。每次测试时间最多是 60 秒,超过这个时间的幼仔则判断为失败。游泳时间的缩短提示学习能力提高。

产后(49±3)天,使用 Columbus Optovarimex 3 检测幼仔运动和探究能力(每窝 1 只雄性和 1 只雌性), 9 分钟。记录总路程、静止时间、移动时间、刻板运动时间和直立次数。

A1.5.8 发育和生殖能力(F$_1$)

行为学检测结束后,每组选出 F$_1$ 代动物评价生殖行为。大鼠交配时最少10 周龄(见 A1.5.5),尽量避免兄妹配对。

分娩期,雌鼠每天至少观察两次。记录妊娠周期及任何难产的现象。

A1.5.8.1　每窝产仔数

幼仔出生时记录存活、死亡、死胎及畸形的数量和性别。死胎及出生后幼仔死亡可通过肺漂浮试验确定。

A1.5.8.2　剔除

在产后4天按性别每窝挑选8只幼仔(如果可能,4只雄性和4只雌性)。每窝少于6只的剔除。

A1.5.8.3　产后4天检测

幼仔进行检查,并记录每窝:

· 幼仔的生存数和死亡数。

· 性别。

· 幼仔的检查。

A1.6　终点检查

A1.6.1　剖检

A1.6.1.1　F_0代和F_1代的雄鼠

配对后,F_0和F_1代的雄鼠进行繁殖能力评估后,CO_2吸入麻醉处死,进行大体剖检。睾丸和附睾成对称重,固定,以备病理学检查。

A1.6.1.2　未交配的F_0代F_1代雌鼠

交配结束后2周,未交配的雌鼠实施安乐死。Salewski染色法检测着床点。摘除并固定子宫和卵巢,以备病理学检查。

A1.6.1.3　F_0代雌鼠剖宫产阶段

妊娠20天CO_2吸入麻醉处死大鼠并进行大体剖检。摘除卵巢和子宫,记录以下参数:

· 每个卵巢的黄体数。

· 着床点数和分布。

· 早期和晚期吸收胎的数目和位置。

· 每个子宫角存活胎仔数目和分布。

Salewski染色法(Salewski,1964)检查明显未怀孕的雌鼠子宫或者无可见着床的雌鼠子宫角。摘除和固定未怀孕的雌鼠子宫和卵巢以备病理学检查。

胎仔外观检查。 记录以下参数:

- 存活胎仔的体重和性别。
- 存活胎仔的外观异常及其胎盘和被膜。

存活胎仔重量小于 2 g 列为"小胎仔"。

每只存活胎仔肩胛骨皮下注射戊巴比妥钠溶液 0.1 ml 处死,并进行详细剖检。所有存活胎仔均编号标记。

胎仔内脏和骨骼检。

大约一半的胎仔剖检后立即检查。在可能的情况下,将头部和心脏固定在 Bouin 溶液做连续切片和检查。随后取出内脏,剩余胎仔的骨骼使用改进的 Dawson 方法染色后进行检查(Dawson,1926)。

A1.6.1.4　F_0 代和 F_1 代产崽雌鼠

离乳或全部幼仔处死后,雌鼠采用 CO_2 麻醉处死,进行大体剖检。记录着床位置的数目。

所有未产崽的雌鼠,在交配后 25 天采用吸入 CO_2 实施安乐死,剖检检查着床位置。

摘除并固定未怀孕雌鼠的子宫和卵巢,以备病理学检查。

A1.6.1.5　F_1 代幼仔

第二次剔除后,被淘汰的幼仔采用吸入 CO_2 麻醉处死后进行大体剖检。

A1.6.1.6　F_2 代幼仔

F_2 代幼仔在产后(8±1)天安乐死后进行大体剖检。

A1.6.2　组织病理学检查

大体观察无异常动物不做组织病理学检查。

A1.7　计算

计算(Weil,1970)使用 SAS 统计软件(统计分析系统)。

计算每个参数的每组均值。

交配行为和生育力

每个性别每组计算方法如下:

$$雄性交配指数 = \frac{至少让一只雌鼠受精的雄鼠数量}{配对的雄鼠数量} \times 100$$

$$雌性交配指数 = \frac{交配成功的雌鼠数量}{配对成功的雌鼠数量} \times 100$$

$$雄性生育力指数 = \frac{至少让一只雌鼠受孕的雄鼠数量}{至少让一只雌鼠受精的雄鼠数量} \times 100$$

$$雌性生育力指数 = \frac{确认受孕的雌鼠数量}{交配成功的雌鼠的数量} \times 100$$

A1.7.1 剖宫产数据

计算每组和每窝的平均值和标准差。

计算每组窝产仔数、死胎、早期和晚期吸收胎平均值前,使用下列方法计算:

- 平均值1:有着床的所有存活孕鼠(包括每窝总吸收胎)。
- 平均值2:有活胎的所有存活孕鼠。

如果每组动物数少时,数据会受吸收胎的影响,平均值2更重要。当数个雌鼠均有吸收胎,则平均值1更准确。平均每窝产仔数、胎仔体重、胎仔数目的观察,只能用平均值2计算。

计算每只雌鼠的着床前丢失(黄体数 − 着床数)。当着床的数量超过观察到的黄体数,着床前丢失为0。着床前丢失包括由于非受精和早期着床后死亡的丢失(即发生在妊娠期8~9天)。

计算每只雌鼠的着床后丢失(着床数 − 活胎数)。

着床后丢失仅发生在妊娠期8~9天及20天,并且不发生于着床后第2~3天,在此阶段发生的任何死亡,不会在第20天留下明显痕迹。

计算每组着床丢失平均值作为单个个体的平均值。

每组胎仔观测值(外观、内脏和骨骼)是一个百分数,采用公式计算:

$$\frac{特定观察的胎仔数}{每组怀孕雌鼠数} \times 100$$

A1.7.2 产后数据

计算每只雌鼠着床后丢失数(着床的总数——出生时存活和死亡的幼仔总数)。

着床后丢失数仅涉及妊娠期8~9天及妊娠末期的时间段,并不发生在着床后第2~3天,在此阶段发生的任何死亡,不会在第21天留下明显痕迹。

每组平均着床丢失数的计算为单个个体的平均值。

活胎指数计算方法如下:

$$活胎指数 = \frac{出生的活胎数}{着床数}$$

出生后的指数计算如下:

$$出生存活指数 = \frac{产后4天活仔数}{产后1天活仔数} \times 100$$

$$7 \text{ 或 } 14 \text{ 天的存活指数} = \frac{\text{产后 } 7 \text{ 或 } 14 \text{ 天的活仔数}}{\text{产后 } 4 \text{ 天活仔数}} \times 100$$

$$21 \text{ 天哺乳指数} = \frac{\text{产后 } 21 \text{ 天活仔数}}{\text{产后 } 4 \text{ 天活仔数}} \times 100$$

计算每窝产后指数,然后计算每组产后指数。

计算了每胎产后指数,然后每个组用这一数值进行计算。

剔除后计算产后第 4 天存活的幼崽数,出生存活指数除外。

A1.8　统计方法

对母鼠的每个数值进行统计分析(GAD 和 Weil,1989),并对窝数和幼崽性别数据平均值进行统计分析。

给药组和对照组之间的差异,用决策树来选择合适的假设检验方法。

参数数据,也就是摄食量、体重、体重的变化、绝对和相对脏器重量、妊娠期、窝产仔数、胎仔体重、着床数、着床前和后丢失、生理和功能的发育和行为学数值,均按下面的方法进行分析。

使用 Bartlett 检验来进行方差齐性检验,然后:

·方差齐时,采用 F 检验进行总体方差分析,当有差异时,组间采用 Dunnett 检验进行多重比较和两两对比;

·当方差不齐时,采用 Kruskal-Wallis 检验后,当有差异时,组间采用 Wilcoxon 秩和检验进行多重比较和两两对比。

最终毒理数据的解读还应考虑其他因素,例如:剂量关系、生物学的合理性和一致性。

分级数据,即交配和生育力、妊娠率、分娩和出生指标、死胎或畸形胎仔的百分数、幼崽的死亡率,出生后指数、瞳孔反射和水迷宫试验数据均采用 Fisher's Exact test 分析。

A1.9　档案

该研究的所有原始数据、标本和其他研究文档,将存储在研究中心档案室。

(康宁译,刘丽杰、王宏涛校)

第 12 章

参考文献标注

以下是毒理学报告中参考文献标注的建议。

12.1 期刊

12.1.1 正文中的参考文献

正文中的参考文献,应注明作者及出版年份,如:"(Dawson and Dupont,1972)"。如果有三名及以上作者,应在第一作者后加 *et al.*。如:"(Dawson *et al.*,1985)"如果有两篇以上参考文献,应按照作者姓名首字母排序。首字母相同的,按照年份递增排序。如"(Dawson *et al.*,1926;Dawson *et al.*,1929;Lindsay,1971)"。

12.1.2 参考文献部分

单独列出的参考文献,应注明作者、出版年份、题目、期刊名、卷号、起止页码,按照作者姓名首字母排序。首字母相同的,按照年份递增排序(注意:国内有相关参考文献著录规则,GB/T 7714 – 2005 文后参考文献著录规则)。

例:Dawson A. B.,Dupont C. D. and Durand E. F.(1985)Note on the staining of the skeleton of cleared specimens with Alizarin red *Stain. Tech.*,1;123-124.

如果两篇参考文献作者姓名相同,出版年份相同,按以下方法排序"Dupont(1994a)"和"Dupont(1994b)"。

12.2　书籍

12.2.1　正文中的参考文献

应注明作者和出版年份,如:"(Keenan, 1958)"。

如果引用书籍有两名作者,应当都标注出来,如:"(Hannah and Blow, 1987)"。

三名及以上作者,在主要作者后加 *et al.* 如"(Blackwell *et al.* , 1952)"。

12.2.2　参考文献部分的撰写

列出作者、出版年份、引用部分标题,注明"编辑姓名"、版次(第 2 版或以上)、出版地、出版社、卷号,如果有特别引用的话,还应注明引用内容的章节或页码。

例:Kavet J. (1976) Trends in the utilization of influenza vaccine: an examination of the implementation of public policy in the United States. In: Selby P, ed. *Influenza: Virus, Vaccines, and Strategy*, 2nd ed, Orlando, Fla. : Academic Press Inc. ; 297-308.

12.3　未出版或内部报告

12.3.1　正文中的参考文献

列出报告编号,以及签发年份。如:"(Report PP 93 – 221, 1993)"。

12.3.2　参考文献的撰写

列出报告编号、签发年份、报告名称和实验设施所在地。

Reports PP XX-XXX 根据报告签署年份递增排序或根据报告编号排序。

例:Report PP 93-016 (1993) PP 27567: Two-week oral toxicity study in rats. Drug Safety Laboratories, Poisonous Prose Inc. , Littlebrook, Surrey, UK.

（康宁译,刘丽杰、王宏涛校）

参考文献

ALLEY, M. (1987) *The Craft of Scientific Writing* (Englewood Cliffs, N. J. : Prentice-Hall International).

AMERICAN NATIONAL STANDARDS INSTITUTE, INC. (1979a) *American national standards for the preparation of scientific papers for written or oral presentation.* ANSIZ39. 16- 1979 (New York: American National Standards Institute, Inc.). (1979b) American national standards for writing abstracts. ANSI Z39. 14-1979 (New York: American National Standards Institute, Inc.).

ANONYMOUS (1982) *The Chicago Manual of Style*, 13th edition (Chicago: The University of Chicago Press). (1990) *Mosby's Dictionary*, *Medical*, *Nursing and Allied Health*, 3rd edition (St. Louis, Mo. : Mosby).

BLACK, H. E. (1994) Design and writing of the preclinical safety report, *Toxicologic Pathology* 22 (?), 202-205.

COMMITTEE OF GRADUATE TRAINING IN SCIENTIFIC WRITING (1989) *Scientific Writing for Graduate Students* (Bethesda, Md. : Council of Biology Editors, Inc.).

COUNCIL OF BIOLOGY EDITORS STYLE MANUAL COMMITTEE (1983) *CBE Style Manual. A Guide for Authors*, *Editors and Publishers in the Biological Sciences*, 5th edition (Chicago, Ill. : Council of Biology Editors, Inc.).

DAY, R. A. (1991) *How to Write and Publish a Scientific Paper*, 3rd edition (Cambridge: Cambridge University Press).

DEVLIN, J. (1987) *A Dictionary of Synonyms and Antonyms* (New York: Warner Books).

FARR, A. D. (1985) *Science Writing for Beginners* (Oxford: Blackwell Scientific Publications).

FOWLER, H. W. (1968) *A Dictionary of Modern English Usage*, 2nd edition (rev. by

Sir Ernest Gowers) (Oxford: Oxford University Press).

GOPEN, G. D. and SWAN, J. A. (1987) The science of scientific writing, *American Scientist*, 78, 550-558.

GOWERS, E. (1986) *The Complete Plain Words* (revised edition by S. Greenbaum and J. Whitcut), 3rd edition (London: HMSO).

GREGORY, M. W. (1992) The infectiousness of pompous prose, *Nature* 360, 11-12.

HODGSON, E., MAILMAN, R. B. and CHAMBERS, J. E. (1988). *Macmillan Dictionary of Toxicology* (London: Macmillan).

MATTHEWS, B. R., LEE, R. M., EISEN, S. M. and DEWS, I. M. (1994) *How to Write an Expert Report*, B. R. Matthews (ed.) (MCRC Group, Romford, Essex RM7 7DA, UK: Rostrum Publications).

SCIENTIFIC ILLUSTRATION COMMITTEE, COUNCIL OF BIOLOGY EDITORS (1988) *Illustrat-ing Science: Standards for Publication* (Bethesda, Md.: Council of Biology Editors, Inc.).

SHERMAN, T. A. and JOHNSON, S. S. (1992) *Modern Technical Writing*, 5th edition (Englewood Cliffs, N. J.: Prentice Hall).

ZBINDEN, G. (1987). *Predictive Values of Animal Studies in Toxicology Testing*, CMR Annual Lecture 1987 (Carshalton, Surrey, UK: Centre for Medicines Research).